I0759642

Cero, cero

Las siete verdades sobre el alcohol que cambiarán tu vida para siempre

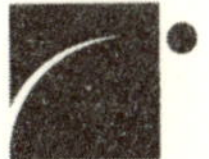

Cero, cero

Las siete verdades sobre el alcohol que cambiarán tu vida para siempre

Geoffrey Molloy

Rocaeditorial

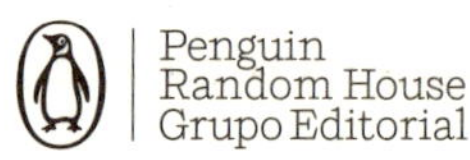

Primera edición: junio de 2024

Travessera de Gràcia, 47-49. 08021 Barcelona

Printed in Spain – Impreso en España

ISBN: 978-84-10096-05-9
Depósito legal: B-7077-2024

Compuesto en Fotoletra, S. A.

Impreso en Liberdúplex
Sant Llorenç d'Hortons (Barcelona)

RE 9 6 0 5 9

Índice

No creas nada simplemente porque lo has escuchado. No creas nada simplemente porque ha sido hablado o rumoreado por muchos. No creas nada porque se encuentra escrito en tus libros religiosos. No creas nada por el mero hecho de que lo dicen tus profesores o tu gente mayor. No creas en tradiciones porque han sido transmitidas por muchas generaciones;
solo después de la observación y el análisis, cuando encuentres algo que está de acuerdo con tu razonamiento y es conducente al bien de todos, acéptalo y vive según ello.

Interpretación de un dicho
de SIDDHARTHA GAUTAMA

Puedes engañar a parte de la gente todo el tiempo
y a toda la gente parte del tiempo.
Pero no puedes engañar a toda la gente todo el tiempo.

ANÓNIMO

BLOQUE 1

Introducción

1
Mi historia

Me llamo Geoffrey Molloy. Vivo en Cantabria, España. Nací en Singapur, de madre malaya y padre irlandés. Como muchos de los que estáis leyendo este libro, empecé a beber alcohol desde muy joven por una serie de razones que iban de la curiosidad a la presión social. Sin embargo, echando la vista atrás, me doy cuenta de que lo hacía sobre todo para superar una profunda inseguridad. Como muchos, confundía estar borracho con ser feliz, una creencia engañosa que duró muchos años y afectó a mi calidad de vida y a la de los que me rodeaban. De hecho, ahora sé que la felicidad es todo lo contrario. Dejé de beber hace más de veinte años. Desde entonces, cientos de personas han dejado de beber con mi programa Es fácil dejar el alcohol… ¡si sabes cómo! Como yo, son libres y el alcohol no cabe en sus vidas. No están en recuperación; no luchan cada día para resistir la tentación de beber, son verdaderamente libres. En vez de dejar de beber con la actitud «Me gustaría beber, pero no puedo», han dejado de beber con la actitud «Podría beber (¿quién iba a impedírmelo?), pero no quiero (no tiene sentido)».

Mi viaje hacia la independencia del alcohol comenzó en 1997. Por aquel entonces, trabajaba en Hong Kong con Allen Carr (que en ese tiempo también era un gran bebedor), ayudando a fumadores a dejar el tabaco. Mi experiencia con los excesos con el alcohol y las dificultades que ello me causaba, junto con la visión respecto a la adicción que me proporcionó mi trabajo con miles de fumadores, sumada a su vez a una serie de acontecimientos de mi vida personal, hicieron que poco a poco me diera cuenta de que el alcohol no hacía nada por mí, que no había absolutamente nada que sacrificar y que, lo más maravilloso de todo, ya no tenía que seguir bebiendo.

Una parte importante de este proceso comenzó a finales de los ochenta, cuando empecé a meditar. Era un mal estudiante, pero tuve la suerte de contar con muchos maestros maravillosos de diferentes escuelas y tradiciones. Mi forma de beber y el comportamiento que se derivaba de mi adicción eran incompatibles con este proceso y me frenaron durante años.

Las enseñanzas que recibí me dotaron de la filosofía, la perspectiva y las prácticas que me han permitido afrontar e integrar los traumas de mi vida y aprender a gestionar mi ansiedad. También me proporcionaron un lugar desde el que podía observar mi relación con el alcohol con una curiosidad abierta, cariño hacia mí mismo y un toque de humor, elementos básicos en mi método. Así, mientras ayudaba a otros a abandonar el tabaco, yo dejé de beber fácilmente, sin ningún tipo de sufrimiento. De hecho, dejé el alcohol con una inmensa sensación de alivio y libertad.

Ahora trabajo y vivo en la Finca Las Bardas, donde imparto talleres y retiros en los que nuestros clientes no solo se liberan de la sombra del alcohol y otras adicciones, sino que, además, aprenden a gestionar la ansiedad y el estrés a la vez que afrontan e integran sus traumas. Esto sería imposible sin mi maravillosa familia (cuatro hijas, un hijo y ocho nietos). Este libro y todo mi trabajo son posibles gracias al apoyo y la colaboración de mi mujer, Rhea, cuyo amor y cariño son un verdadero ejemplo.

Paralelamente a nuestro trabajo con adicciones, Rhea y yo hemos trabajado en el tratamiento de la ansiedad y la depresión mediante la enseñanza de la resiliencia *mindful*. Lo hemos logrado con éxito con miles de clientes particulares, así como en muchos cientos de empresas. La experiencia práctica que hemos adquirido se refleja en este libro.

Estoy convencido de que, si hubiera seguido bebiendo y consumiendo otras drogas, hoy no estaría aquí; por eso vivo con un sentimiento de profundo agradecimiento y asombro por mi vida y por cómo se ha desarrollado. Estoy rodeado de gente maravillosa. Estoy en un lugar maravilloso, en un país maravilloso. La paz de corazón y la alegría me visitan con frecuencia. No experimenté nada de esto mientras bebía.

A lo largo de estas páginas, iré desgranando más cosas sobre mí y acerca de cómo me he liberado de esa trampa absurda llamada alcohol. Quiero que este libro ayude a su lector a beneficiarse de las sensaciones de alivio y libertad que mi método proporciona. Tanto si el alcohol no supone (aún) un problema en tu vida como si sientes que has perdido el control, tanto si te preocupa lo que bebes como si estás consternado por lo que le está sucediendo a una persona especial en tu vida, este libro es para ti.

He elegido el masculino singular para escribirlo, pero lo que aquí explico es universal. Espero que disfrutes de la felicidad que yo siento cada vez que pienso que no tengo que volver a beber.

2

¿A quién va dirigido este libro?

Este libro se ha escrito para lectores con distintas inquietudes:

1. Si sientes que, a pesar del efecto negativo que el alcohol tiene en tu vida, eres incapaz de controlar la cantidad que bebes o, dicho de otro modo, si sientes que a veces bebes más de lo que crees que es bueno para ti, este libro te explicará cómo liberarte e independizarte del alcohol rápidamente, sin sufrir, permitiéndote disfrutar de situaciones sociales sin necesidad de consumir alcohol y, lo que es más importante, sin echarlo de menos.
2. No sientes que tu relación con el alcohol esté fuera de control, pero comprendes que el alcohol es cancerígeno. Sientes curiosidad por entender tu relación con el alcohol y, quizá, por cómo podría ser tu vida sin la bebida.
3. Si hay alguien en tu vida a quien aprecias y crees que se está perjudicando a sí mismo o a su familia con el alcohol, este libro te ayudará a comprender qué es la adicción al alcohol y qué puedes hacer para ayudar a esa persona.
4. Si quieres entender cómo es el proceso de la adicción al alcohol, así como el nefasto efecto que tiene su industria (junto con la de la publicidad) en el ámbito personal, familiar y social, siempre en nombre de la rentabilidad, lee este libro.

En resumidas cuentas, si te preocupa que tú o una persona importante para ti esté bebiendo más de lo que es conveniente, ya sea todos los días o solo los fines de semana, y buscas una solución eficaz, este libro te la proporcionará.

Las páginas que siguen también te ayudarán a entender los efectos que tiene el alcohol no solo para el bebedor, sino también para los «bebedores pasivos», es decir, aquellas personas que sufren como consecuencia del consumo de alcohol de otra persona.

Este libro no está asociado a Alcohólicos Anónimos ni a ninguna otra organización similar basada en los doce pasos. No tienes que creer en Dios ni en ningún otro tipo de «ser supremo» o «poder superior». Tampoco trata de la «recuperación», que no es otra cosa que etiquetarte como una persona defectuosa, enferma e impotente. Más bien se trata de lo contrario: de empoderarte para que puedas ser libre e independiente frente a la adicción al alcohol. Este libro funcionará para cualquier persona que acepte abrir su mente, que se asegure de comprender los argumentos que se aportan y que esté dispuesta a seguir las instrucciones.

3
¿Qué es este libro?

Este libro es una guía práctica para liberarte de la esclavitud de la adicción al alcohol. Se basa en más de veintisiete años de experiencia trabajando con diferentes adicciones (alcohol, tabaco, cocaína...). Asimismo, parte de la experiencia que adquirí tras liberarme de mis propias adicciones. Cuando termines este libro, comprenderás lo siguiente:

- ✓ **Por qué empezaste a beber.** Al fin y al cabo, nuestras primeras experiencias con el alcohol no suelen ser muy agradables; además, antes de empezar a beber alcohol no lo necesitabas, ni lo querías, ni lo echabas de menos.
- ✓ **Cómo te enganchaste.** Nunca fue tu intención hacerlo, ni creíste que alguna vez te engancharías.
- ✓ **Por qué a tantos bebedores les resulta difícil dejar de beber.** Incluso cuando son personas cariñosas, inteligentes, racionales y de voluntad firme que han conseguido mucho en otros aspectos de su vida.
- ✓ **Cómo liberarte e independizarte del alcohol rápidamente, sin sufrir y sin echarlo de menos.**

Me gustaría advertirte de que, posiblemente, mientras estás leyendo este libro, pienses que me estoy repitiendo en algunos momentos, pero lo hago a propósito. No lo haría si no lo considerase necesario. Solo recuerda que tú también puedes liberarte e independizarte del alcohol si estás dispuesto a abrir tu mente, te aseguras de comprender las explicaciones y sigues unas sencillas instrucciones.

4

Cómo leer este libro. Tu actitud lo es todo

Érase una vez, hace mucho tiempo, un sabio maestro zen. Venía gente de cerca y de lejos buscando su consejo y aprender de su sabiduría. Muchos acudían a pedirle que les enseñase y los iluminase en el camino del zen. Rara vez rechazaba a nadie. Un día, un hombre que se enorgullecía de sus estudios y sus conocimientos vino a visitar al maestro: «He venido hoy para pedirte que me enseñes el zen, que abras mi mente a la iluminación».

Sin embargo, cada vez que el maestro zen empezaba a explicar algún aspecto, el hombre lo interrumpía con comentarios como: «Ah, esta es la teoría de fulanito o de menganito» o «Esto ya me lo sé». Parecía que era poco lo que el maestro zen podía enseñar al hombre, quien estaba orgulloso de su aprendizaje, pero, como muchos, confundía el conocimiento con la sabiduría.

El maestro sonrió y dijo que podrían seguir debatiendo sobre el asunto tomando una taza de té. El maestro sirvió una taza a su visitante, vertió el té y siguió haciéndolo hasta que llegó al borde de la taza y el líquido empezó a derramarse sobre la mesa y finalmente sobre la vestimenta del hombre, que gritó: «¡Basta! Estás derramando el té por todas partes. ¿No ves que la taza está llena?».

El maestro dejó de echar el té y sonrió a su invitado: «Eres como esta taza de té, tan llena que no se puede añadir nada más. Vuelve a verme cuando la taza esté vacía. Regresa con la mente vacía. Vuelve con la mente de principiante y encontrarás la sabiduría que buscas».

Tu actitud es muy importante. Adopta la mentalidad de *principiante* lo mejor que puedas. Existe por ahí mucha desinformación, información distorsionada, miedo, mentiras y creencias desesperanzadoras sobre todo en lo que se refiere al alcohol. Todo el mundo tiene una opinión sobre el alcohol, la adicción y el alcoholismo. Así pues, si quieres tener éxito, empieza con la mente del principiante. Con tu taza vacía. Seguro que no te hará ningún daño y podría incluso salvarte la vida.

Mientras lees este libro (e idealmente durante el resto de tu vida) procura que tu actitud sea siempre, en la medida de lo posible, de curiosidad abierta, cariño hacia ti mismo y con sentido del humor.

Igual que la mayoría de las personas con las que he trabajado, es probable que hayas pasado mucho tiempo machacándote a ti mismo por tu adicción, y que lo hayas hecho inútilmente. Porque toda esa autocrítica no ha servido de mucho, ¿verdad? De hecho, solo ha conseguido que te sientas peor, quizá dejándote más ansioso, indefenso y culpable... Lo que, a su vez, te hace sentir que ¡necesitas beber alcohol! Piénsalo: si la autoflagelación o machacarte fuese la solución, entonces nadie tendría un problema. Lo habrías resuelto hace años simplemente machacándote a ti mismo. He aquí una buena filosofía para la vida:

SI ALGO NO FUNCIONA, DEJA DE HACERLO
E INTENTA OTRA COSA.

Recuerda adoptar una actitud de curiosidad abierta, de cariño hacia ti mismo, y no olvides el sentido del humor. Al fin y al cabo, nunca quisiste engancharte al alcohol, ¿verdad?

Tú no tienes la culpa de tu adicción. En ningún momento elegiste conscientemente convertirte en un adicto al alcohol. Tampoco lo han escogido otras personas (en el caso de que leas este libro para ayudar a un ser querido). Sin embargo, dicho esto, tú sí tienes la responsabilidad de resolver el problema. Cada persona tiene esa responsabilidad consigo misma. Nadie más puede tenerla.

El mensaje de este libro ya ha ayudado a muchas personas a dejar de beber y a independizarse felizmente del alcohol. También puede ayudarte a ti. Lee estas páginas teniéndolo siempre presente. Te doy tres consejos en este sentido:

1. **Lee con la mente abierta.** Aunque los síntomas físicos del mono sí existen, para la gran mayoría de los bebedores resultan casi imperceptibles. Para una minoría son algo más detectables. (Ya hablaremos de ello más adelante). El verdadero problema de la adicción al alcohol son las ideas parasitarias, mentiras, creencias y percepciones con las que nos han infectado a propósito. Me refiero a la propaganda y al lavado de cerebro, es decir, a las ideas fabricadas por o en nombre de la industria del alcohol, que, como la del tabaco, tiene que seguir creando adictos y mantenerlos enganchados para seguir siendo grande y rentable.

   Esta propaganda nos hace beber al principio (a pesar de que el sabor de esas primeras bebidas alcohólicas es horrible) y nos mantiene bebiendo (aunque hayamos decidido que preferimos no hacerlo). Imagina que necesitas llegar urgentemente a algún destino. No estás seguro de cómo lograrlo, así que confías en un mapa o en un navegador GPS. Sin embargo, te pierdes y te encuentras repetidamente en el punto de partida. Si esto ocurriese, te darías cuenta enseguida de que el mapa o el navegador son inútiles. Imagina también que descubres que este «error» ha sido totalmente intencionado; el creador del mapa no quiere que llegues al destino deseado. Una vez que te dieses cuenta de todo esto, simplemente cambiarías el mapa o el navegador por uno que funcione, que no haya sido manipulado, ¿verdad? Así pues, si las creencias o las ideas parasitarias son parte del problema, tal vez haya llegado el momento de abrir tu mente para considerar otras ideas y puntos de vista diferentes y quizá más efectivos. En otras palabras, consigue un mapa nuevo, más preciso y mejor. Este libro es precisamente eso: un mapa nuevo, más preciso y mejor.

2. **Sigue todas las instrucciones.** Las instrucciones de este libro se basan en muchos años de experiencia. No hay adornos, ni relleno, ni nada que sobre.
3. **Párate, reflexiona y contempla.** Puede que, mientras estás leyendo, experimentes un momento de entendimiento; tal vez veas o comprendas algo con claridad por primera vez. Puede que recuerdes algo importante. Cuando esto ocurra, permítete hacer una pausa para reflexionar, saborear y contemplar el impacto que ha tenido en ti tal percepción. Aunque te haga sentir incómodo, saborea plenamente la idea y sus implicaciones. Date tiempo para asimilarlo lo mejor posible antes de seguir leyendo.

Es importante que hagas el esfuerzo de leer el libro de principio a fin en el orden en que se presenta. Ten paciencia y hazlo bien. No intentes ahorrar tiempo hojeando o leyendo en diagonal; con esto me refiero a echar un vistazo a las partes que te parezcan más interesantes o solo a las que crees que necesitas. Releer un fragmento está bien. Si tu propósito al leer este libro es liberarte e independizarte del alcohol, es importante que lo leas en el orden en que está escrito.

Por favor, si estás bebiendo alcohol, no dejes de beber hasta que hayas terminado el libro. Esto no es ni una invitación ni una excusa para que te emborraches. Solo ayudará a eliminar posibles distracciones. Así pues, si tienes que beber, bebe lo justo para quitar la tensión. Obviamente, es importante que estés lo más sobrio posible mientras lees. Si bebes alcohol, intenta hacerlo conscientemente, hasta donde puedas. Por ejemplo, si después del trabajo te encuentras con un pensamiento habitual como «me encantaría una cerveza», intenta observar tus pensamientos, sentimientos y sensaciones corporales. Imagínate que eres un científico que se observa a sí mismo, alguien con una actitud de curiosidad abierta, que no juzga ni critica. Simplemente, fíjate en lo que ocurre. Mientras observas, intenta desprenderte de tus ideas preconcebidas (lo mejor que puedas).

Puede resultarte muy útil observarte y preguntarte:

- ✓ ¿Qué sensaciones produce el alcohol en mi cuerpo?
- ✓ ¿Cuánto duran?
- ✓ ¿El alcohol me relaja o simplemente parece que es imposible relajarme sin alcohol?
- ✓ ¿Dónde exactamente siento el efecto del alcohol?
- ✓ ¿Qué es lo que se relaja, mi cuerpo, mi mente u otra cosa?
- ✓ Si me da una sensación de satisfacción, ¿cuál es la insatisfacción que el alcohol alivia?
- ✓ ¿Qué es lo que estoy aliviando exactamente?
- ✓ ¿Mejora algo realmente?

Observa los efectos que tiene el alcohol, no solo en ti, sino también en los demás. ¿Son estos otros bebedores realmente tan distintos a ti?

Muy importante: si antes de empezar a leer este libro ya has dejado de beber, ¡NO EMPIECES A BEBER DE NUEVO!

5

Siete verdades indiscutibles sobre el alcohol

En el siguiente cuadro, te presento siete ideas sobre las bebidas alcohólicas que no admiten discusión. Presta atención:

1. El alcohol es una droga adictiva como cualquier otra droga adictiva. Sin embargo, es la única droga que pretende tener dos categorías de usuarios: «normales» y «alcohólicos».
2. El alcohol es cancerígeno y depresor. Es la droga más dañina en nuestra sociedad.
3. La industria del alcohol gasta miles de millones en manipular tu percepción del alcohol. Emplean las mismas estrategias que la industria tabacalera.
4. No hay ningún problema en ti. La adicción al alcohol ni es una enfermedad ni es un trastorno; es el resultado de un proceso natural y normal de adaptación y aprendizaje, pero con un fin peligroso.
5. No hay ningún beneficio en beber; el alcohol no te proporciona ni un solo beneficio auténtico.
6. Es fácil y agradable dejarlo sin drogas, sin sustitutos, sin ingresar en ningún centro y sin sufrimiento.
7. Cuando lo hayas dejado, serás más feliz, fuerte y saludable de lo que jamás habrías imaginado.

Cuando hayas terminado este libro, coincidirás conmigo y con los miles de exbebedores felices en que estas eran siete verdades indiscutibles. Pero, por ahora, basta con que empieces a leer teniendo presentes las instrucciones. No sabes cuánto me alegra que te embarques en esta aventura. Seguramente, es la mejor decisión que hayas tomado en tu vida.

BLOQUE 2

¿Y si lo que todos creen no es cierto?

Si cuentas una mentira lo suficientemente grande y la repites una y otra vez, la gente acabará por creérsela.

JOSEPH GOEBBELS respecto a la técnica de propaganda «La Gran Mentira»

Cuanto la gente más crea que algo es cierto, cuanto más insista en que «es así, todo el mundo lo sabe», tanto menos probable será que sea verdad.

Hace muchos años, en un remoto monasterio zen, junto a los monjes vivía un gato que les hacía compañía. Por las tardes, el felino hacía tanto ruido que distraía a los aprendices, así que el maestro mandó atar al gato mientras durase la práctica. Poco después, el maestro murió y el gato continuó siendo atado durante la sesión de meditación. Años después, el gato también murió, trajeron a otro gato al monasterio para atarlo en las sesiones. Durante décadas y siglos, los estudiantes de las enseñanzas del maestro zen escribieron tratados sobre la importancia de atar un gato para la práctica de la meditación. De generación en generación, el ritual de atar el gato se convirtió en sagrado sin que nadie se preguntara si tenía sentido. Así es como las creencias absurdas se traspasan de generación a generación.

Cuento zen

Es el mundo el que ha tapado tus ojos para cegarte de la verdad..., de que eres un esclavo.

MORPHEUS de *Matrix*

1
¿Cómo saber si soy alcohólico? ¿Y si un ser querido lo es?

Puedo afirmar con seguridad que no existen alcohólicos tal y como lo entiende el común de la sociedad. Las palabras «alcohólico» y «alcoholismo» se utilizan con frecuencia, pero ¿qué significan? ¿Qué se entiende por ellas?

Para muchos, la palabra alcohólico evoca la imagen de un vagabundo o una persona sintecho bebiendo en la calle de su cartón de vino barato, fumando colillas desechadas por otras personas. En nuestra sociedad, la mayoría de la gente piensa que un alcohólico es una persona que padece una enfermedad progresiva incurable llamada «alcoholismo», una debilidad o una tara de nacimiento. Esta persona, el alcohólico, es lo contrario (o al menos alguien muy diferente) de lo que se llama un «bebedor normal», para quien consumir alcohol es un simple e inocuo placer de adulto que no supone ningún peligro. La enfermedad del *alcoholismo* es realmente asquerosa. A pesar de que muchos médicos, científicos y neurobiólogos independientes sostienen de forma convincente que el alcoholismo «no» es una enfermedad, el mito persiste, promovido por poderosos intereses. Quienes lo alimentan son la industria del alcohol, la de la recuperación (incluyo a Alcohólicos Anónimos o AA) y la farmacéutica.

Se promueve la idea de que estamos ante una enfermedad con la que has nacido; se afirma que es genética y, lo que es peor, que nunca podrás liberarte de ella, pues no tiene cura. Incluso si consigues dejar de beber, lo mejor a lo que puedes aspirar es a existir en un estado de limbo, comúnmente conocido como «recuperación», una especie de temeroso estado de remisión. Probablemente tendrás que recibir algún tipo de tratamiento farmacéutico y/o asistir a reuniones de Alcohólicos o similares durante el resto de tu vida. He oído a muchos miembros de Alcohólicos Anónimos o Narcóticos Anónimos describir el alcoholismo como una enfermedad espiritual, fisiológica y psicológica. ¡Menuda estupidez!

Esta enfermedad, aunque imaginaria, conlleva un terrible estigma: ser alcohólico (es decir, padecer una patología inexistente) es algo vergonzoso. Este modelo de alcoholismo y de alcohólicos no tiene base científica alguna. Beneficia a todos (especialmente a la industria del alcohol), menos al adicto.

Así pues, antes de seguir, puedo decirte que no eres alcohólico (tampoco lo es esa persona que te preocupa que lo sea), ya que el alcoholismo no existe como enfermedad. El alcohol es una droga altamente adictiva. De hecho, un estudio independiente realizado en el Reino Unido en 2008 (David Nutt *et al.*, te remito al gráfico de abajo) identificó el alcohol como una sustancia altamente

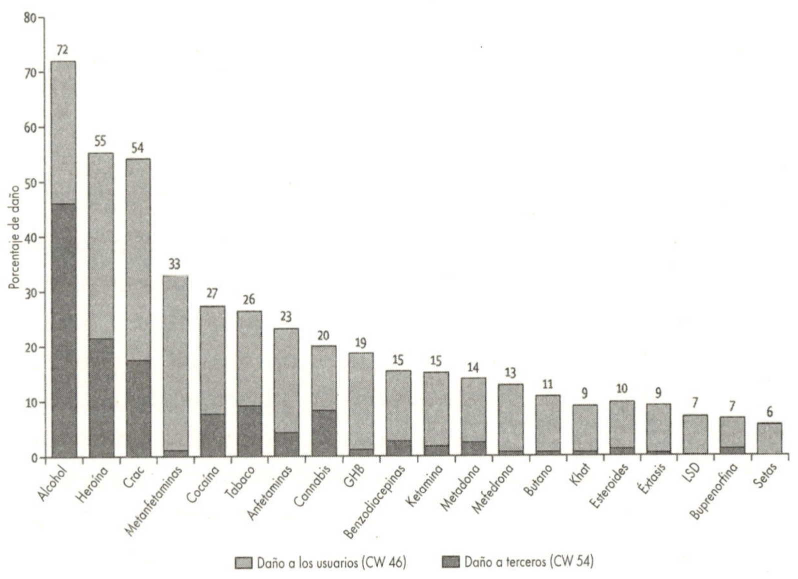

adictiva, así como la droga más dañina de nuestra sociedad, por delante de sustancias como la heroína, la metanfetamina y la cocaína.

Cualquier persona que consume una droga adictiva de manera habitual es adicta (o dependiente) en mayor o menor grado.

Te lo diré de otro modo: en cierta medida, todos los bebedores habituales de alcohol son adictos/dependientes.

Puede parecerte una barbaridad, pero pregúntate: ¿cómo ves otras drogas tóxicas y adictivas?

Pregúntate: ¿qué otra droga adictiva tiene dos categorías de consumidores? ¿Has oído hablar, por ejemplo, de un consumidor «normal» de heroína y del vergonzoso «heroinólico»? ¿O de un consumidor «normal» de crac-cocaína y el «crac-cocainólico»? Es que no tiene sentido, ¿verdad? Si yo consumiese esas drogas o cualquier otra sustancia adictiva de modo habitual, concluirías lógicamente que soy adicto. Imagina que intentase convencerte con el argumento: «Soy un consumidor de heroína normal; aunque consumo heroína habitualmente, no soy uno de esos tristes «heroinólicos». No tengo ningún problema con la heroína; lo tengo todo bajo control». Si me oyeses decir tal cosa, lo más probable es que pensases que soy un triste iluso que da bastante pena. Pensarías, y con razón, que tengo el cerebro amodorrado.

Probablemente te estés preguntando: ¿cuál es entonces la diferencia entre el alcoholismo y la adicción al alcohol? ¿Y entre un alcohólico y un adicto al alcohol?

Como ya he explicado, nos han hecho creer que el alcoholismo es una enfermedad crónica, progresiva e incurable; estos *imaginarios* enfermos de esta enfermedad *imaginaria* se conocen como *alcohólicos*; nos dicen que nacieron así, que es probable que sea algo genético. No tiene cura, no mejora, uno solo puede aspirar a «recuperarse». Además, es una enfermedad vergonzosa.

En contraste, un adicto al alcohol es simplemente una persona mal informada que eligió consumir alcohol (ignorante de los peligros), normalmente como resultado de la curiosidad, la presión social, la inseguridad, para sentirse mayor, más sexy y/o más sofisticada. Luego, gradualmente, el alcohol se convirtió en la automedicación a la que recurrir, un anestésico, algo que hace la persona en vez de aquello que toca hacer. Finalmente, sigue haciéndolo, a pesar del daño que está causando en su vida y, con frecuencia, en contra de su juicio racional.

EXISTE UN COMPONENTE GENÉTICO COMO OCURRE CON TODO LO QUE PASA EN NUESTRO CUERPO. SIN EMBARGO, EN ESTE CASO, LOS GENES TE DAN UNA TENDENCIA Y NO UN DESTINO.

Tampoco es una enfermedad espiritual, física o emocional. La adicción al alcohol tiene que ver sobre todo con la plasticidad neuronal, un sistema normal y natural de aprendizaje y adaptación. Utilizamos el mismo sistema para aprender a nadar, montar en bici o tocar un instrumento musical, por citar algunos ejemplos. En el caso de la adicción, funciona el mismo sistema natural, pero con un enfoque especialmente peligroso: el alcohol.

Así pues, ¿cuál es la solución? Lee este libro y lo descubrirás.

Ningún libro sobre cómo dejar el alcohol estaría completo sin mencionar Alcohólicos Anónimos (AA). Es el programa para alcohólicos más conocido. Parte de lo que se conoce como el modelo de los «doce pasos» (basado en la fe para la conversión religiosa o espiritual). Aunque no es muy eficaz para dejar de beber, está ampliamente aceptado en la cultura popular como eficaz. En realidad, no lo es. Es desempoderador. Además, lo cierto es que el modelo no solo beneficia a la industria del alcohol, sino que también puede resultar peligroso. Por desgracia, constituye la base de la mayoría de los programas de la «industria de la recuperación». Si quieres comprender mejor cómo funciona Alcohólicos Anónimos, su eficacia y su historia, puedes leer el capítulo que le dedicamos en la página 233.

NO ES TU CULPA HABERTE HECHO ADICTO AL ALCOHOL, PERO SÍ ES TU RESPONSABILIDAD ARREGLAR LA SITUACIÓN.

No quiero que estés en recuperación ni que te vuelvas dependiente de mí o de nuestro programa. Para mí, el verdadero éxito es cuando un cliente se siente empoderado, libre e independiente del alcohol. No solo ha vuelto a donde estaba antes del alcohol, sino que ha crecido personalmente. El éxito llega cuando no me necesitan a mí ni a nadie para ser libres e independientes. Tienen todo lo que precisan para llevar una vida feliz, sana y con sentido. Muchas de estas personas, libres desde hace muchos años del alcohol o de la combinación de este y de la cocaína, se han convertido en amigos.

Supuestamente, el alcoholismo es una enfermedad con la que naciste. Si llevamos esta idea a su conclusión lógica, podríamos afirmar que uno puede ser alcohólico sin haber bebido alcohol ni una sola vez. Parece ridículo que alguien se crea semejante disparate, pero nunca hay que subestimar la mentalidad borrega de la gente y la tendencia que tienen muchos a buscar información que respalde sus propios puntos de vista.

Pongo un ejemplo: en cierta ocasión, mantuve una conversación surrealista con un psicólogo cuyo hermano era cliente mío; le llamaremos Pedro, aunque este no fuera su nombre real. Conmigo, Pedro se había liberado primero de su adicción a la nicotina y, más tarde, de su adicción al alcohol. En conversaciones posteriores me dijo que estaba encantado de ser libre e independiente de esas drogas y, lo que era más importante, que disfrutaba plenamente de la vida.

Su hermano, el psicólogo, me llamó para decirme que me equivocaba al animar a Pedro a considerarse libre e independiente; afirmaba que Pedro nunca podría ser libre porque padecía una enfermedad fundamentalmente genética. Su hermano había nacido así y no se podía hacer nada al respecto. Tal era su desinformada convicción, por no decir que era ignorante e inquebrantable, a pesar de que Pedro ya no bebía alcohol ni fumaba tabaco (y no había consumido nada desde hacía casi un año). Es más, estaba contento con sus decisiones y no echaba de menos ni el alcohol ni la nicotina. De hecho, decía que se sentía mucho más feliz y relajado en situaciones sociales sin estas drogas. Le dije a su hermano que haría bien en preguntarle a Pedro cómo se sentía. Seguí explicándole que yo también me consideraba libre e independiente, como la mayoría de mis clientes. Además, me basaba en muchos años de experiencia práctica con muchos miles de personas. También le planteé que, si lo que decía era cierto («es genético; la gente nace alcohólica»), entonces debían de existir alcohólicos en este mundo que nunca han probado el alcohol, a lo que él contestó, en un alarde de profunda cerrazón o simple estupidez, que era tal cual, efectivamente. ¡No daba crédito a mis oídos!

En lugar de aceptar sin cuestionar todo el lavado de cerebro al que te han sometido prácticamente desde el día en que naciste, pregúntate a ti mismo: ¿tiene esto algo de sentido?

El alcohol es una droga adictiva como tantas otras; eso es algo indiscutible. Cuando consumes esta droga de manera habitual, te vuelves adicto a ella. Si nunca consumes la droga, es imposible que te vuelvas adicto a ella. A mí me parece bastante evidente.

En resumidas cuentas, aparentemente, es difícil dejar de beber porque, aunque en general se percibe como una diversión inofensiva para adultos (para la mayoría de los bebedores), en realidad es una droga altamente adictiva y venenosa. La mayor parte de las personas que suele beber alcohol son adictas. Los modelos extensamente aceptados de alcoholismo y adicción, así como los modelos basados en los doce pasos (Alcohólicos Anónimos) para la «recuperación» (ya sean gratuitos o de pago) son profundamente deficientes. Sus propios resultados y estudios demuestran que, en su mayoría, no funcionan. Sin embargo, la mayoría de la gente no se da cuenta de ello. Esto significa que cualquier persona que intente dejarlo probablemente fracasará, no por algún defecto fatal en sus genes o por problemas de su personalidad, sino porque la ayuda que recibe es casi (o a menudo) peor que inútil.

Además, muchas de las personas que definen el «alcoholismo» son ellas mismas adictas al alcohol, al igual que un buen número de médicos, psicólogos y psiquiatras que intentan tratarlo. Esto significa que cualquier definición de alcoholismo contendrá la distorsión necesaria que les permita clasificarse a sí mismos como «bebedores normales». Puede que un buen número de políticos que nominalmente son responsables de hacer las leyes para el bien común sean ellos mismos adictos y reciban algún tipo de beneficio por parte de la industria del alcohol. Existe un estigma ilógico y totalmente inmerecido ligado al hecho de ser «alcohólico», que Alcohólicos Anónimos y la industria del alcohol y de la publicidad se encargan de reforzar.

Como consecuencia de todo ello, los muchos adictos al alcohol que hay ahí fuera y que sospechan que tienen un problema sienten vergüenza y se callan hasta que los efectos de su adicción no pueden ocultarse, momento en el que ya se han producido graves daños a muchos niveles. De hecho, hay que felicitar a cualquier persona que, a pesar de la presión social para que «se calle y beba», haya conseguido pensar por sí misma y tenga el valor de enfrentarse al problema, pues está a la vanguardia. Son los únicos que tienen una posibilidad de liberarse. ¡Son héroes!

Imagina por un momento el siguiente experimento: convencemos a un grupo de voluntarios de que la heroína es estupenda, de que tomarla tiene grandes ventajas. De hecho, conseguimos convencerlos de manera tan efectiva que se muestran muy ilusionados por probarla. Durante las semanas siguientes, algunos abandonan el experimento porque se sienten mal o porque la reacción de su cuerpo no es la que desean. Sin embargo, la mayoría de nuestros voluntarios descubren que quieren tomar cada vez más heroína. Vemos que la droga los destruye física y mentalmente. Comprobamos que, a medida que la droga los arrastra, se hacen cada vez más dependientes. Ahora imagina que mi conclusión sobre este grupo es que las razones por las que se engancharon y fueron arrastrados por la droga fue que nacieron con una enfermedad conocida llamada «heroinolismo». Además, llego a la conclusión de que, incluso si dejan de tomar heroína y nunca vuelven a tener la tentación de tomarla, nunca mejorarán, y que solo podrán permanecer en una especie de temerosa remisión conocida como «recuperación». ¿Te creerías semejante disparate o pensarías que es obvio que se hicieron adictos a la heroína porque tomaron heroína repetidamente?

Algo parecido ocurrió en la guerra de Vietnam. La adicción a la heroína era un problema reconocido entre las fuerzas estadounidenses. Muchos soldados la consumían de forma habitual mientras estaban en Vietnam, para anestesiarse frente a una situación insoportable. Como era de esperar, bastantes se volvieron adictos. Se calcula que entre un 20 y un 25 por ciento de los soldados en activo se volvieron adictos a la heroína u otros opiáceos. Al Ejército y al Gobierno les preocupaba el efecto de liberar a miles de heroinómanos en la sociedad. Así pues, sometieron a todos los soldados a estrictas pruebas y seguimientos. Fue la llamada operación Goldrush.

Increíblemente, solo el 5 por ciento de los hombres que volvieron a casa tras convertirse en adictos en Vietnam recayeron en el plazo de un año. Tan solo el 12 por ciento lo hizo (muchos solo brevemente) en el plazo de tres años.

Si hemos de creer que la adicción es genética, entonces la única explicación de tan bien documentada situación sería que decenas de miles de soldados experimentaron una mutación genética masiva y simultánea idéntica.

A pesar de estas pruebas abrumadoras y objetivas que demuestran claramente que la adicción no es una enfermedad incurable, que no es genética y que, sí, uno puede liberarse, sigue habiendo intereses masivos que impulsan otras series de ideas erróneas que resultan beneficiosas para todos, menos para el adicto.

Vivo con mi familia en Cantabria, famosa, entre otras cosas, por su magia milenaria. Vivo en un monte de aspecto muy similar al paisaje alpino. El clima, la geología y el terreno se combinan en ciertos lugares para crear marismas y ciénagas, lo que aquí llamamos «fango». Solo notando los cambios en la vegetación puedes detectar dónde hay fango. Todos los años, cierto número de animales jóvenes quedan atrapados y mueren. Nuestros caballos, con años de experiencia en estos montes, saben detectar y evitar tan peligrosos lugares. La relación entre el fango y las adicciones me ha inspirado una historia (que debe mucho a mi admirado Kurt Vonnegut) y que cuento en mis talleres, porque he comprobado que los cuentos (especialmente los de la tradición zen) ilustran mejor que cualquier explicación y se memorizan con mayor facilidad. Ya habrás comprobado que este libro está lleno de historias que se grabarán en tu mente:

> Érase una vez un mago muy malvado y codicioso. Era particularmente despreciable. Su corazón frío, mendaz y despiadado hacía tiempo que se había marchitado. Era una criatura malvada, totalmente desprovista de compasión.
>
> Como suele ocurrir en este tipo de historias, contaba con el apoyo de un compinche sicofante conocido en todo el reino por su pico de oro, por su capacidad para hacer creíbles las mentiras más descaradas. Muchos le conocían como el Gran Engañador. El mago tenía en su tierra un objeto raro y mágico: el Árbol del Dinero. Sus hojas eran billetes, y sus frutos, tesoros. Una característica horrible del Árbol del Dinero era que, para crecer, debía consumir la sangre y las almas de los hombres. El Árbol del Di-

nero estaba rodeado de un terreno lleno de fango. Todos los que entraban eran hechizados para que vieran las cosas de forma contraria a como eran en la realidad.

El mago avaro ordenó al Gran Engañador que hiciera correr la voz por todo el reino de que existía ese Árbol del Dinero, que prometía muchas cosas maravillosas, más allá de dinero y tesoros. Se volverían más valientes, más *cool* y más atractivos cuando recogieran sus frutos y recolectaran sus hojas. Muchos fueron cayendo en las seductoras palabras del maloliente compinche. Algunas de las personas más sabias del reino no se dejaron engañar, pues sabían desde hace tiempo que el mago no era más que un viejo despreciable y malvado. Aunque, en todo caso, su sirviente sicofante era peor. Sin embargo, las mentiras y el encantamiento funcionaron especialmente bien con los jóvenes inseguros e inexpertos que se sentían profundamente atraídos por las leyendas del Árbol del Dinero y todas las cosas supuestamente maravillosas que ofrecía. Muchos fueron en su busca. Y resulta que no era difícil encontrarlo.

Y así, día tras día, mes tras mes y año tras año, fueron llegando oleadas tras oleadas de jóvenes confiados, cada uno de ellos seducidos por los hechizos del mago y las mentiras venenosas y asquerosas de su espantoso ayudante. Uno a uno, los jóvenes esperanzados entraron en el fango, con el corazón lleno de esperanza en el futuro, los ojos brillantes de emoción; solo cuando ya era demasiado tarde, se daban cuenta de que habían caído en una trampa mortal. Todo lo que les habían contado era mentira. Por mucho que luchaban para escapar, solo conseguían hundirse más. Después de tanto sufrimiento, terror y lucha, se volvieron débiles y confusos. Incluso cuando sus cuerpos empezaron a pudrirse, el fango encantado los mantuvo perdidos en una niebla de incomprensión. La chispa de la esperanza abandonaba poco a poco sus ojos cada vez más apagados a medida que se resignaban a su destino. Mientras se pudrían lentamente y morían de forma agonizante, sus cuerpos putrefactos fertilizaban el Árbol del

Dinero, que crecía y crecía, proporcionando al asqueroso mago y a su repugnante cómplice riquezas cada vez mayores, que era lo que habían deseado desde el principio. Habían dejado de preocuparse por sus semejantes hacía décadas. Sus almas estaban vacías. Solo adoraban las cosas materiales y atesoraban el Árbol del Dinero por encima de todas las cosas.

CONOCEN EL PRECIO DE TODO Y EL VALOR DE NADA.

La metáfora del fango también sirve para imaginar la siguiente situación: supón que tu coche ha quedado atascado en un terreno enfangado. Has intentado todo para liberarte, pero nada ha funcionado. Justo cuando has perdido toda esperanza, aparece un forastero del pueblo cercano que, con la tracción de su todoterreno, consigue liberarte. Imagínate que, cuando le agradeces que te haya salvado, él te respondiera: «Ahora eres libre, pero eres un *fangólico*. Espiritual y genéticamente diferente a los demás humanos. No te dejes engañar por el hecho de que estés fuera del fango, porque lo cierto es que como *fangólico* nunca podrás ser realmente libre». Una vez *fangólico*, siempre *fangólico*.

Pensarías que está loco y que no dice más que disparates. Si hubieras sabido la verdad sobre el fango, nunca habrías hecho algo tan poco inteligente. Te sientes feliz de haberte liberado y no piensas repetir tan lamentable experiencia. Pero tu salvador (y la sociedad) ignora tu razonamiento y todos continúan repitiendo como loros lo que han oído; además, les encanta escucharse: «El *fangolismo* es una enfermedad que durará toda tu vida. Es genética. La vida nunca será fácil para ti, pues tendrás que luchar contra un deseo constante de volver a saltar al fango. Probablemente, esta enfermedad te matará. Resiste la tentación día a día. Es difícil y sufrirás. Nunca volverás a ser el mismo. Nunca serás libre, solo alguien en recuperación. Una vez *fangólico*, siempre *fangólico*».

Suena absurdo, ¿verdad? Correcto, porque es absurdo. Una

vez un amigo se quedó atrapado en el fango. Le sacamos, pero perdió los zapatos. No tuve que decirle que no volviera a hacerlo. Tampoco tengo que explicarle a mi caballo por qué no debe entrar en el fango. Ninguno de los dos tiene ganas de repetir la experiencia porque ahora ven el fango como verdaderamente es.

Una vez que ves las cosas como realmente son, la fuerza de voluntad se vuelve superflua en gran medida. Solo seguimos en peligro mientras nos creamos el lavado de cerebro, si seguimos infectados por las ideas parasitarias. Una vez que vemos y aceptamos la realidad, ¿para qué volver al fango? ¿No te considerarías libre e independiente del fango?

Resumen

No existe la enfermedad del alcoholismo como tal; por tanto, tampoco existe el alcohólico como tal. El alcohol es una droga altamente adictiva. Cualquier persona que consuma una droga adictiva suele ser adicta/dependiente. Nada más tiene sentido. La percepción lo es todo. Es el lavado de cerebro constante y masivo sobre el alcohol, el alcoholismo y los alcohólicos lo que nos mantiene atrapados. El lavado de cerebro (las ideas parasitarias) nos enganchó al principio y nos mantiene enganchados, a pesar del daño que supone para nuestra salud y bienestar, así como para la salud y bienestar de los que nos rodean. Liberarse e independizarse del alcohol es muy difícil (si no imposible), hasta que nos liberamos de estas percepciones cínicamente manipuladas. De hecho, todos los beneficios que creemos recibir por beber alcohol no existen, más bien nos dan lo contrario de lo que nos prometen.

¡REALMENTE NO HAY NADA A LO QUE RENUNCIAR!

Cuento zen

El águila

Hace mucho tiempo, en un valle remoto, vivía un granjero. Cierto día, mientras caminaba por un acantilado, encontró un huevo de águila. Se dio cuenta de que no podría devolver el huevo al nido, así que lo cogió con cuidado y lo guardó en su mochila. Cuando llegó a casa, no supo qué hacer con el huevo del águila, así que lo colocó entre las gallinas que tenía en su gallinero. La gallina madre era la gallina más orgullosa que jamás te podrías imaginar, sentada encima de aquel magnífico huevo. Lo incubó con mucho cariño. Al cabo de un par de semanas, salió de allí un aguilucho muy sano.

Así fue como el águila creció con sus polluelos «hermanos». Aprendió a hacer todas las cosas que hacen las gallinas: cloqueaba y cacareaba, escarbaba en la tierra en busca de insectos y gusanos, batía las alas furiosamente para volar solo unos palmos del suelo antes de caer a tierra en un montón de polvo y plumas. Creía firmemente que era una gallina. No era de extrañar, pues nunca había conocido otra cosa.

Pasaron los años. Un día, el águila-que-se-creía-gallina miró por casualidad al cielo. En lo alto, planeando majestuosamente y sin esfuerzo sobre las termales formadas por el aire caliente, sin apenas batir sus poderosas y majestuosas alas, había un águila.

—¿Qué es eso? —gritó asombrada la ya anciana águila-que-se-creía-gallina—. ¡Es magnífico! ¡Cuánto poder y gracia! Es precioso.

—Es un águila —respondió una gallina cercana—. Es la reina de las aves. Es un ave del aire..., no como nosotras. Nosotras solo somos gallinas; somos aves de la tierra.

Acto seguido, todos volvieron a bajar los ojos y siguieron escarbando en la tierra. Y así fue como el águila vivió y murió como una gallina..., porque eso era todo lo que creía ser.

2

¿Qué significa ser libre e independiente del alcohol?

A una clienta por la que siento mucha admiración se le ocurrió una frase preciosa sobre su vida libre e independiente del alcohol: «Siempre juego con ventaja».

Mientras creemos el aceptado y manipulado mapa mental del alcohol, somos en muchos aspectos como el águila-que-se-creía-gallina. El águila no tenía genes defectuosos ni una personalidad «de gallina», sino que, simplemente, creía todo lo que le habían dicho; aceptaba su situación sin cuestionarla.

La pobre águila no conocía otra vida. Del mismo modo, un adicto al alcohol (la mayoría de los bebedores de alcohol) no bebe porque tenga genes alcohólicos o una personalidad alcohólica; simplemente, no conoce otra vida.

Otro aspecto que hace que esta analogía sea tan apropiada es que la calidad de vida de un bebedor (adicto al alcohol) es como la de la gallina que anda escarbando, atrapada en una existencia bastante deprimente y confinada, sin llegar nunca a alcanzar su verdadero potencial. En mi opinión, el gran beneficio de ser libre e independiente del alcohol es tener por fin paz en el corazón y poder experimentar verdadera alegría. Solo cuando dejé de beber me di cuenta de que estas cosas habían estado ausentes durante la mayor parte de mi vida. Mis clientes experimentan lo mismo.

Cuando te independizas del alcohol, te vuelves libre como el águila, mucho más lúcido y poderoso en todos los sentidos. Tienes la oportunidad de desarrollar todo tu potencial, algo que es difícil, si no imposible, hacer como adicto al alcohol.

Mi objetivo es que te liberes y te independices del alcohol, que pases de la mentalidad de gallina a la de águila.

La independencia del alcohol significa liberarse del alcohol y ser feliz por ello. Es decir, no pasar el resto de tu vida en una especie de temerosa recuperación; no tener que sufrir de una enfermedad incurable imaginaria llamada alcoholismo; no tener que recurrir a la fuerza de voluntad. Significa no echarlo de menos, viviendo tu mejor vida, en la que el alcohol es, sencillamente, irrelevante. No envidiarás a los bebedores (adictos al alcohol); ellos te envidiarán a ti.

Independencia del alcohol significa sentirte completamente feliz y encantado de ser libre de la esclavitud del alcohol.

NO NECESITARLO, NO DESEARLO, ¡NO ECHARLO DE MENOS!

Una vez que te hayas liberado de las ideas parasitarias responsables de tu percepción distorsionada del alcohol, lo verás a él y a tu relación con él como lo que realmente es. Te darás cuenta de que no hay necesidad de beber alcohol y de que no hay absolutamente nada que sacrificar. Verás su consumo como lo que realmente es: apenas una forma triste y bastante patética de intentar afrontar y gestionar tu vida.

Comprobarás que no hay nada que sacrificar al dejar el alcohol. Todo lo contrario: hay muchas razones para sentirte alegre por tu decisión desde el momento en que la tomas y durante el resto de tu vida.

Una vez que comprendas y aceptes todo esto, liberarte e independizarte de la esclavitud de la adicción al alcohol te parecerá la cosa más natural del mundo. Podrás hacerlo sin sufrimiento, sin ningún sentido de sacrificio; es decir, sin necesidad ni deseo de consumir alcohol. No estoy diciendo que, de repente, tu vida se convierta en un jardín de rosas; no será así. En nuestro día a día, nos encontramos con una serie de problemas, uno tras otro, que debemos resolver continuamente. Sin embargo, el hecho de que serás más fuerte mental y físicamente implica que podrás estar plenamente presente en tu propia vida, más capaz de resolver los problemas, lo que a su vez significa que podrás disfrutar de relaciones más satisfactorias y auténticas. Reducirás tus niveles de ansiedad y estrés, y te volverás mucho más resistente a la depresión. Vivirás con más energía, valor, tranquilidad y vitalidad. Y, lo que es más importante, ¡te respetarás más a ti mismo! En pocas palabras, independencia del alcohol significa liberarte de la pesadilla, el miedo y la esclavitud de la adicción al alcohol, dejar de dar vueltas sin avanzar y ¡recuperar tu vida!

No hablo de «renunciar» al alcohol porque no hay absolutamente nada a lo que renunciar. Creer que dejar de beber alcohol es una especie de sacrificio está a años luz de la realidad y suele conllevar un innecesario sufrimiento autogenerado. Así pues, nuestro objetivo no es simplemente dejar de beber alcohol (porque probablemente decidas hacerlo cada noche, cada domingo o quizá cada mes), sino llegar a ser libre e independiente del alcohol. Ser feliz como no bebedor o no necesitarlo, no desearlo y no echarlo de menos, ser libre de la esclavitud de la adicción al alcohol.

El otro día hablaba con una clienta, una mujer de sesenta años que dejó de beber conmigo hace casi un año. Me contó que de repente sintió una inmensa sensación de paz y agradecimiento que le llenaba el pecho. Le sorprendió, no se lo esperaba. Esa sorprendente experiencia la llenó de alegría. Esos sentimientos son cada vez más frecuentes en su vida.

Tú también podrás volver a experimentar paz en tu corazón y verdadera alegría en tu vida; algo que probablemente te ha faltado durante algún tiempo.

¿Por qué es tan importante ser independiente del alcohol? La adicción a la bebida, como todas las adicciones, es esclavitud. Sí, es esclavitud a la droga alcohol, a sus fabricantes, a sus camellos, y a todo el sufrimiento que conlleva: el arrepentimiento, el odio hacia uno mismo, las discusiones inútiles, las oportunidades perdidas, la alucinante cantidad de tiempo desperdiciado, los años perdidos, los dramas constantes, la niebla mental, las mentiras; el olor rancio de tu aliento y tu sudor; sentirte enfermo y cansado por sentirte enfermo y cansado; el deterioro físico, la dejadez. La adicción al alcohol es sentir que no tienes más remedio que bailar como una marioneta de carne al son de la música tóxica de la industria de las bebidas alcohólicas. Al igual que fumar tabaco (adicción a la nicotina), es una forma triste y patética de vivir. Por muy mal que te sientas ahora por beber, es lo mejor que te sentirás nunca. La adicción no desaparece por sí sola. Si sigues bebiendo, empeora día tras día. Gracias al lavado de cerebro y al miedo que genera, encontramos infinitas excusas para posponer la libertad (lo que hace que sea aún más patético). Independizarse del alcohol es el primer paso para cantar tu propia canción, para bailar tu propio baile, para escribir tu propio guion.

¿ÁGUILA O GALLINA? TÚ DECIDES.

Para la mayoría de nuestros clientes, el mejor aspecto de dejar de beber es liberarse por fin de la pesadilla de la adicción al alcohol: liberarse del miedo constante (cáncer, daños cerebrales, perderlo todo), liberarse del flujo constante de autocrítica despiadada, liberarse del deseo o la necesidad de consumir alcohol, liberarse de estar obsesionado con la bebida. Yo mismo soy libre e independiente del alcohol. Esto significa que ya no malgasto más tiempo de mi vida ni bebiendo ni preocupándome por si voy a tomar alcohol o no. Sigo teniendo una vida social en la que otros beben alcohol, pero en ningún momento siento envidia ni deseo de beber.

DE HECHO, BEBO TODO EL ALCOHOL QUE QUIERO, DONDE QUIERO, CUANDO QUIERO Y CON QUIEN QUIERO. PERO ES QUE ¡NO QUIERO NI NECESITO HACERLO! ¿QUÉ SENTIDO TENDRÍA?

No hay ni una sola cosa en mi vida que mejoraría si bebiese alcohol. ¡Ni una!

Paso el mismo tiempo pensando en si debería o no debería beber alcohol que en si debería o no debería clavarme agujas calientes en los ojos. Es decir, ¡ni un momento! En otras palabras, soy libre e independiente del alcohol.

Resumen

La mayoría de los bebedores empiezan a beber durante la adolescencia. Esto significa que vivimos en una sociedad en la que la mayoría de la gente nunca ha vivido la vida adulta sin alcohol. Está fuera de su experiencia. Al igual que el águila que se creía una gallina, aceptamos el sufrimiento y las limitaciones de la vida de gallina simplemente porque no conocemos otra vida. En realidad, nuestro derecho de nacimiento es la libertad, la libertad de experimentar el mundo como un águila que vuela por lo alto y no como una gallina que escarba en la tierra. Una vez que comprendemos esto, en vez de ser esclavos del alcohol, podemos escribir nuestro propio guion, cantar nuestra propia canción, bailar nuestra propia danza.

No hay nada a lo que renunciar y sí mucho que ganar.

3
El mapa no es el territorio

Imagina por un momento que estás de visita en Sevilla. Al principio, parece que te lo estás pasando en grande. Al cabo de un rato, decides que ya te has cansado de la gente, la comida y la cultura tan maravillosas del lugar; sencillamente, ya no es tan divertido como al inicio. Decides marcharte. Compras un mapa de la ciudad. El vendedor te dice que es el mejor y el más utilizado. (De lo que no te das cuenta es que te ha vendido a propósito un mapa de Zaragoza). Te dispones a marcharte. Ahora ocurre algo extraño: por mucho que intentes encontrar la salida, siempre acabas perdido. Estás convencido de que el mapa que tienes está bien. Incluso preguntas a otros, que te confirman que tu mapa está bien. (Desgraciadamente, todos ellos adquirieron sus mapas en el mismo lugar que tú). Te confirman que tienes el mapa correcto. Pero, por mucho que lo intentes, siempre acabas perdido. (Nada raro teniendo en cuenta que el mapa es de Zaragoza). Al cabo de un rato empiezas a dudar de ti mismo. Crees que el fallo debe de estar dentro de ti, que tal vez tengas algún tipo de extraña enfermedad.

Pero nunca tuviste una enfermedad: solo un mapa equivocado.

No importa lo inteligente que seas, la fuerza de voluntad que tengas o lo buenas que sean tus intenciones, ¡tienes el mapa equivocado!

Si quieres llegar a un destino, ¡primero necesitas el mapa correcto!

¡Este libro es ese mapa!

4
¡Vamos al lío!

Antes de empezar, es importante que comprendas que ya tienes dentro de ti todo lo que necesitas para liberarte de tu adicción al alcohol. Pero esto sirve de poco si tu percepción y tu comprensión no son precisas. Por ejemplo, puedes ser un excelente lector de mapas, pero, si el mapa contiene graves defectos, tus habilidades resultarán inútiles, por muy buenas intenciones que tengas.

Este libro es el mapa que te llevará a donde quieras estar: libre e independiente del alcohol.

Hechos y definiciones

Antes de empezar, quiero recordarte lo que significan los distintos términos utilizados en este libro.

Alcohol: los alcoholes se encuentran entre los compuestos químicos más comunes. Hay muchos tipos de alcohol. Cuando escribo sobre alcohol en este libro, me refiero exclusivamente al etílico, también conocido como alcohol de grano, a veces como etanol. Es un líquido incoloro, volátil e inflamable, que suele producirse mediante un proceso de descomposición (putrefacción) anaeróbica de los hidratos de carbono por un hongo conocido comúnmente como levadura, en un proceso llamado fermentación. Es la sustancia/droga psicoactiva que se encuentra en las bebidas alcohólicas comercializadas.

Características del alcohol: según el Centro Internacional de

Investigaciones sobre el Cáncer (CIIC) de la OMS, el alcohol es un cancerígeno de «categoría 1» (OMS-CCIIC, 1988). Una sustancia recibe la clasificación de categoría 1 solo cuando existen pruebas inequívocas y demostradas de carcinogenicidad en humanos. Otros estudios, como el realizado en 2008 por el profesor David Nutt por encargo del Gobierno británico (David Nutt *et al.*, 2008), demostraron que el alcohol no solo es altamente adictivo, sino también la droga más destructiva de nuestra sociedad. El estudio Million-Woman del Reino Unido demostró que incluso el consumo supuestamente moderado de alcohol aumenta el riesgo de cáncer. En otras palabras, la única cantidad segura de alcohol es CERO. Suelen lavarnos el cerebro con la idea de que un poco de alcohol, sobre todo de vino tinto, aporta ciertos beneficios cardiovasculares, pero no existe lo que se llama una cantidad «segura» de alcohol que se pueda consumir.

Adicción al alcohol/dependencia del alcohol: la adicción al alcohol consiste simplemente en seguir consumiendo alcohol, a pesar del daño que está causando en tu vida, en la de los que te rodean y, a menudo, en contra de tu propio juicio racional. En la *Revista de la Asociación Médica Canadiense,* T. Holden definió adicción del siguiente modo:

> La adicción no cumple los criterios especificados para una entidad patológica básica, es decir, la presencia de una desviación primaria cuantificable de la norma fisiológica o anatómica. La adicción es autoadquirida y no es transmisible, contagiosa, autoinmune, hereditaria, degenerativa ni traumática. El tratamiento consiste en poco más que detener un comportamiento determinado. Las enfermedades verdaderas empeoran si no se tratan. Un enfermo de cáncer no se cura si se le encierra en una celda, mientras que un alcohólico se cura automáticamente. Sin acceso al alcohol, no hay alcoholismo. Un enfermo de esquizofrenia no remitirá si se le aísla. La sepsis se extenderá y la enfermedad de Parkinson empeorará si no se trata. Los tribunales penales no

dictan sentencias de «no culpable en virtud de enfermedad mental» a los conductores ebrios que matan a peatones.

¿Adicción o dependencia?

Las palabras *adicción* y *dependencia* suelen emplearse con el mismo significado. En otras ocasiones, estas mismas palabras se utilizan para intentar categorizar a los distintos tipos de bebedores o para dividir las etapas de desarrollo de la «enfermedad» alcoholismo. Esto se basa en varias falacias, de las que hablaré más adelante. Durante el resto de este libro, utilizaré la expresión *adicción al alcohol* para describir la condición de ser dependiente del alcohol a cualquier nivel. Para describir a los que beben alcohol habitualmente, utilizaré de forma intercambiable los términos *adicto al alcohol*, *bebedor* o *dependiente del alcohol*. Los bebedores habituales son adictos al alcohol. Teniendo en cuenta que el alcohol es una droga altamente adictiva y los bebedores habituales consumen la droga de forma habitual no es de extrañar.

Consumir una droga adictiva de manera habitual es casi todo lo que tienes que hacer para convertirte en adicto a una droga adictiva.

Un resumen de los mitos, malentendidos e información engañosa

A continuación encontrarás una lista de algunos de los mitos o malentendidos más comunes:

- **Una adicción es para toda la vida; supone una cadena perpetua.** ¡No es cierto! La mejor ciencia independiente demuestra que la mayoría de las personas que se vuelven adictas se liberan. Es un hecho. Y la mayoría lo consigue sin acercarse a un programa de recuperación ni recibir apoyo médico alguno.

Normalmente, lo dejan porque encuentran una fuerte motivación o ven a través del lavado de cerebro; o, simplemente, se hartan de sentirse siempre enfermos y cansados.

- **El alcoholismo es una enfermedad/trastorno incurable.** ¡Chorradas! No cumple los criterios de enfermedad. De hecho, su clasificación como enfermedad tiene una motivación económica. Hay un grupo numeroso y creciente de eminentes médicos, psicólogos y científicos que sostienen de manera convincente lo que yo he afirmado durante años: el alcoholismo no es una enfermedad, sino una adicción. Y la adicción pertenece a una categoría propia. La adicción al alcohol es el resultado de un proceso natural de adaptación y aprendizaje, pero con un enfoque peligroso. Sin embargo, uno puede deshacerse de ella.
- **El alcoholismo es genético.** No lo es. No hay genes que te conviertan en un adicto al alcohol o en cualquier otro tipo de adicto. Según el director del NIAAA, Enoch Gordis, dentro del NIH (Instituto Nacional de Salud): «Las causas de la adicción al alcohol son heterogéneas; nuestros genes proporcionan tendencias, no un destino».
- **El alcohol en pequeñas cantidades es bueno para la salud.** No es cierto. El alcohol es un carcinógeno de categoría 1. Eso significa que no cabe la menor duda de que el alcohol provoca cáncer en los seres humanos (sobre todo en las mujeres). Estudios independientes demuestran de forma concluyente que el único nivel seguro de consumo de alcohol es cero. El consumo de alcohol no aporta ningún beneficio para la salud, sea física o mental: ninguno en absoluto.
- **¿Seguro que no hay otros beneficios?** Pues no, ni uno solo. Todos los beneficios que creemos obtener cuando consumimos alcohol son lo contrario de la realidad. Por ejemplo, el alcohol no alivia el estrés, sino que lo crea. De hecho, el único estrés que alivia el alcohol es el estrés de querer beber alcohol.

5

La propaganda, el lavado de cerebro las ideas parasitarias y la regla de oro

Si quieres entender la adicción al alcohol y liberarte, primero tienes que entender esta regla de oro:

QUIEN TIENE EL ORO HACE LAS REGLAS.

La industria mundial del alcohol tiene unas ventas superiores a mil seiscientos billones de dólares (mil millones) (mayor que el PIB de España en 2021 o casi igual que el de Italia en 2019) y gasta al menos quince mil millones de dólares al año en publicidad.

Un trillón y medio de dólares es mucho oro. Por tal motivo, la industria del alcohol lleva muchos años «haciendo las reglas».

¿Qué son las ideas parasitarias?

En este libro hablaré de las ideas parasitarias. Pero ¿a qué me refiero?

Las ideas parasitarias son la esencia de la propaganda, que puede definirse así: «Información que no es objetiva y que se utiliza principalmente para convencer a un público de un mensaje que avanza sus intereses, a menudo presentando los hechos de forma selectiva, suprimiendo información, utilizando desinformación descarada para fomentar una síntesis o percepción particular o utilizando un lenguaje cargado para producir una respuesta emocional, en lugar de racional, a la información que se presenta».

En otras palabras, es la manipulación cínica de las personas para que actúen en contra de sus propios intereses, incluso cuando ello los perjudique. La motivación es la avaricia.

Para esto, se cuenta con la ayuda de la industria de la publicidad y de las comunicaciones, una industria famosa por su falta de escrúpulos. La eficacia de las ideas parasitarias de la industria del alcohol se ve potenciada por otras actividades que la regla de oro de la que hemos hablado hace posibles. Esto incluye la compra de influencias con investigadores, instituciones y científicos dispuestos a producir estudios científicos muy sesgados que enturbian las aguas; todo ello para crear más adictos con el fin de aumentar las ventas y los beneficios. Asimismo, se manipula hábilmente a los medios de comunicación mediante la publicidad del «palo y la zanahoria». (Por desgracia, la mayoría de los periodistas, editores, etc., también beben). Los considerables recursos de la industria se utilizan para presionar a los Gobiernos con el objetivo de que cambien esas leyes que se supone que protegen al pueblo (a ti, a mí y a todo el mundo) de estos rapaces y venales traficantes de drogas.

Esta manipulación que tira de ideas parasitarias no se limita a la industria del alcohol. En realidad, muchas de las estrategias empleadas con tanto éxito en nombre de la industria de las bebidas alcohólicas se desarrollaron y se perfeccionaron originalmente en la industria del tabaco. (¡Vaya sorpresa!).

De hecho, desde el día en que nacimos hemos sido bombardeados por ideas parasitarias, diseñadas por organizaciones (comerciales, políticas y religiosas) para manipular nuestras opiniones, gustos, deseos, emociones y percepciones en su beneficio. Son muy eficientes en lo que hacen.

Los bebedores y otros ejemplos de adictos mencionados anteriormente son como pavos o cochinillos que votan con entusiasmo por la Navidad, o como babosas que votan con entusiasmo por más cantidad de sal. Sería de risa si no fuera tan conmovedoramente triste.

Nuestra sociedad consumista nos mantiene permanentemente «hambrientos» por tener más dinero y cosas, distraídos, temerosos y desequilibrados. Nos manipulan una y otra vez para que creamos que ese «pasarlo bien» (que suele incluir ingerir alguna sustancia química psicotrópica) y ese consumismo (que conlleva adquirir cosas que no necesitamos, a menudo con dinero que no tenemos) nos harán felices. Es una mentira muy rentable. La frase que utilizo para describirlo es: «Tómate algo». En vez de ir a la raíz del problema, nos limitamos a tomarnos algo para adormecer ciertos sentimientos incómodos: alcohol, una pastilla, nicotina, cocaína, marihuana, éxtasis, chocolate, azúcar, cafeína, té y muchos medicamentos. Gran parte de la medicina moderna se centra en aliviar los síntomas, no en curar, porque, sencillamente, los tratamientos son mucho más rentables que curar. Tal filosofía nos dice que «sea cual sea la situación, sean cuales sean las circunstancias de tu vida, siempre puedes ingerir o comprar algo que te haga sentir mejor». Es la gran mentira convertida en el centro de tanto sufrimiento en nuestra sociedad: la creencia engañosa y fácil de desmentir de que la felicidad, el bienestar y la paz de espíritu están «ahí fuera» y pueden ingerirse o comprarse. Nada más lejos de la verdad. La felicidad y la paz están dentro de ti. Puede que ahora te cueste imaginarlo, pero están ahí, dentro de ti, siempre, seas quien seas o creas lo que creas. Solo tenemos que aprender a quitarnos de en medio para experimentar la paz y el sentido de conexión que ya están ahí, lo que veríamos si no estuviéramos constantemente distraídos por «beber demasiado» y «pensar en exceso». Es algo que enseñamos en la Finca Las Bardas, nuestro centro en Cantabria. El aspecto más peligroso de la propaganda es que la mayor parte de la gente subestima enormemente cómo afecta a sus vidas.

La mayoría cree que es más lista que los medios de comunicación y bastante resistente a la propaganda. Pero es justo esta actitud la que nos hace tan vulnerables. Es poco probable que tomes medidas defensivas para protegerte si no sientes que te están atacando.

¿Cómo funcionan las ideas parasitarias? ¡La percepción lo es todo!

Nos han manipulado, nos han lavado el cerebro para que percibamos el alcohol de un modo que solo beneficia a sus fabricantes. Si queremos salir de esta trampa, debemos tener la perspectiva correcta. ¡La percepción lo es todo!

Desde un punto de vista evolutivo, somos máquinas de supervivencia. Los cuerpos humanos son la forma en que los genes humanos hacen copias de sí mismos. Nuestra misión evolutiva es sencilla: sobrevivir y procrear; es decir, hacer más copias de los genes que portamos.

Tenemos emociones y sentimientos, que son las complejas respuestas químicas que nuestro cuerpo da a cómo percibimos situaciones.

¿Has experimentado alguna vez alguna de estas poderosas emociones: miedo, ira, lujuria, envidia, asco, alegría, tristeza, amor? Si, por ejemplo, estás atrapado en la emoción del miedo, te sientes temeroso porque tu cuerpo está bajo el efecto de las sustancias químicas de lucha o huida (principalmente, adrenalina y cortisol). Esto también hace que tu percepción sea más temerosa. Piensa en lo espeluznante que resulta la oscuridad de tu casa tras haber visto una película de terror. O cómo, cuando estás enamorado, las cosas parecen tan maravillosas: la gente, la vida, todo. La evolución ha hecho que estas emociones sean poderosas. Tienen que ser poderosas para impulsarnos a la acción. Maximizan nuestras posibilidades de supervivencia y procreación.

LAS PERCEPCIONES IMPULSAN SENTIMIENTOS QUE CREAN EMOCIONES QUE, A SU VEZ, IMPULSAN LA ACCIÓN Y REFUERZAN LAS PERCEPCIONES.

Los mapas son muy útiles. Un mapa que utilizas para ir de A a B será especialmente práctico si es una representación precisa del territorio por el que debes viajar. Si descubres que el mapa que tienes en las manos no coincide con lo que ves por la ventana en el mundo físico, dudo que pienses: «¡Dios mío! ¡El universo está hecho pedazos!». Las posibilidades de que eso ocurra son nulas, porque comprendes intuitivamente que el mapa no es el territorio. Por tanto, cualquier discrepancia entre el mapa y el territorio se debe a un fallo del mapa, no a un fallo del territorio.

Para maximizar nuestras posibilidades de supervivencia, disponemos de un sistema de «atajos mentales» que nos ahorra tiempo y energía reduciendo la inmensa cantidad de información que tenemos que procesar. Me refiero a la capacidad de nuestra mente racional para crear en nuestra cabeza mapas del mundo físico. Los mapas mentales, una vez establecidos, se convierten en la lente a través de la cual percibimos y comprendemos el mundo. Así es como damos sentido a lo que vemos. La mayoría de las veces no somos conscientes de nuestros mapas mentales como tales; simplemente, aceptamos que nuestras percepciones son la realidad, cosa que no cuestionamos. Creemos que percibimos las cosas tal como son, una idea profundamente errónea que puede tener importantes consecuencias.

La adicción crea miedo, un sentimiento que la propaganda amplifica. El miedo implica que si hay una discrepancia entre el mapa mental y el mundo físico, en lugar de modificar el mapa, intentaremos «manipular los hechos» para que encajen en nuestro erróneo mapa preexistente. (En realidad, el mapa creado por la industria alcohólica).

Te hablo de esto para que comprendas que es un problema para todos nosotros. Si tienes un mapa mental en la cabeza, especialmente uno introducido y reforzado durante la infancia y la adolescencia, te aferrarás emocionalmente a él con decisión; incluso puede que te identifiques con él. Sentirás que es correcto hasta en lo más profundo de tus entrañas. (Por eso la mayoría de las religiones dan tanta importancia a adoctrinar a los niños, cuanto más jóvenes mejor). Podemos creer tan decididamente en nuestros mapas que incluso llegaremos a defenderlos hasta las últimas consecuencias, a pesar de las pruebas objetivas que demuestren que son erróneos. Para entender exactamente a qué me refiero con mapas mentales y percepción, así como de qué manera afectan a nuestro modo de interpretar el mundo, pongamos un ejemplo relacionado con los fósiles y con cómo podemos explicar su existencia.

Perspectiva 1. El mapa mental científico

Las pruebas físicas indican que la Tierra tiene unos cuatro mil seiscientos millones de años. La edad de nuestro planeta, nuestra comprensión de la geología junto con la teoría de la evolución (es la mejor teoría que tenemos actualmente, pero está claro que necesita modificaciones), nos hace entender que el hecho de que existan fósiles no debe suponer sorpresa alguna. Los paleontólogos explican que son restos de criaturas que existieron en la prehistoria, pero que, por diversas razones, se extinguieron. Tal explicación de los fósiles encaja con las pruebas y la investigación en genética, evolución, física, geología, incluso con las pruebas obtenidas de otras partes de nuestro sistema solar. Las pruebas parecen convincentes, incluso contundentes. Desde el punto de vista científico, estos hechos implican que podemos tener un alto nivel de confianza en la explicación paleontológica. El paradigma científico significa que la aceptación de cualquier modelo (hipótesis, teoría, ley) depende de pruebas objetivas y de resultados experimentales repetibles. Los experimentos repetidos pueden reforzar una teoría.

Todas y cada una de estas teorías están abiertas a revisión, siempre y cuando se encuentren pruebas contradictorias. En otras palabras, el modelo no es rígido o fijo. Se modificará (no siempre de buena gana o rápidamente) para adaptarse a las pruebas.

Cuanto mayor sea el peso de las pruebas objetivas que se vayan acumulando, mayor será el nivel de confianza en la teoría. Una consecuencia es que un solo experimento o una observación en concreto pueden destruir una teoría que ha perdurado durante siglos; es algo que ha sucedido con cierta frecuencia en el ámbito de la ciencia.

Perspectiva 2. El mapa mental de los creacionistas

La vida, el universo y todo lo demás fue creado por un dios. La hora y la fecha de la creación de todo la calculó por primera vez James Ussher (1581-1656), arzobispo de Armagh, primado de toda Irlanda. En 1654 publicó su famosa obra en la que calculaba la edad de la Tierra. Lo hizo utilizando el único recurso «fiable» disponible, que documentaba la historia de la Tierra desde el primer día. Según su modelo/percepción mental, tal fuente era la Biblia. Sumando todas las referencias al paso del tiempo (duración de la vida de los personajes principales), Ussher concluyó que la Tierra se creó hace poco más de seis mil años. En el modelo creacionista, Dios creó la vida, el universo y todo en solo seis días. (En el séptimo día, se tomó un merecido descanso).

Este modelo no se dedujo del examen de pruebas objetivas en el mundo material, sino que es una verdad revelada, es decir, una revelación divina (Éxodo 20:11) de la Edad de Bronce de nuestra especie. Es un modelo rígido e inflexible, y no ha cambiado desde hace años. Los que creen en este modelo hacen hincapié en la fe o en «creer con esperanza», como dice mi hija Erika.

El mapa mental de un creacionista no puede permitir cambios en el modelo de la creación, que fue revelado por la divinidad. Y no puede precisamente porque fue revelado por Dios. Así pues, es y siempre será la primera y última palabra que se pueda decir sobre el tema. La prueba física (como la existencia de fósiles) debe explicarse en términos del mapa mental creacionista divino. La primera estrategia en este tipo de situaciones es, sencillamente, ignorar lo que no encaja en el modelo. Si no se pueden ignorar las pruebas, al menos hay que explicarlas. Así pues, se ha explicado la aparición de fósiles como un truco del diablo, que los creó para seducir al hombre y alejarlo de Dios, o, al menos, para confundirlo. Alternativamente, se ha dicho que es un truco de Dios, que creó pruebas engañosas para poner a prueba nuestra fe.

Teniendo en cuenta estas dos perspectivas, lo importante es que, para un paleontólogo, el modelo creacionista parece una locura, mientras que el creacionista piensa lo mismo del modelo científico. Y es que tienen percepciones fundamentalmente diferentes y mutuamente excluyentes, no solo de la creación, sino de muchos otros aspectos del universo.

Ignorar, manipular o tergiversar los hechos no es exclusivo de los creacionistas religiosos. Modificar los hechos para que encajen con ideas preconcebidas (nuestros mapas/modelos mentales) es un defecto humano común. Afecta incluso a los más brillantes. A Albert Einstein no le gustaba que su teoría de la relatividad general predijera un universo en expansión y agujeros negros. Creía hasta las entrañas que el universo era inmutable, eterno, en «estado estacionario». En aquella época, era algo que «todo el mundo sabía». ¿Te lo puedes imaginar? Albert Einstein, una de las mentes más brillantes de nuestro tiempo, se negó a aceptar los resultados, sus propios resultados, las pruebas producidas por su propio trabajo, porque contradecían su mapa mental (sus creencias) de un universo estático, en estado estacionario. Así pues, para sentirse más cómodo, introdujo un «factor trampa» que denominó «la constante cosmológica». En otras palabras, manipuló los hechos para adaptarlos a su mapa preconcebido. Más tarde, Edwin Hubble demostró que el universo se estaba expandiendo y que las ecuaciones originales de Einstein eran correctas. El científico alemán tuvo que retractarse de la constante cosmológica. A continuación, modificó el mapa para adaptarlo a los hechos observados. Describió toda esta experiencia como su «mayor metedura de pata».

LA PERCEPCIÓN ES FUNDAMENTAL. SIN LA PERCEPCIÓN ADECUADA, NI SIQUIERA PODEMOS HACER LAS PREGUNTAS CORRECTAS.

Las distorsiones de la percepción pueden limitar gravemente nuestra capacidad de entender las cosas, a pesar de que tengamos la sincera voluntad de verlas con precisión. En la primavera de 1995, nuestra familia se trasladó a San Lorenzo de El Escorial, al noroeste de Madrid. Para ir de mi lugar de trabajo a casa era necesario conducir por la carretera de Guadarrama, unos doce kilómetros de carretera rural recta. Unas cuatro semanas después de trasladarme allí, mientras conducía sin prisas hacia casa, miré por la ventanilla con relajada curiosidad el lugar que habíamos elegido para vivir. Algo me llamó la atención y me intrigó: concretamente, el intenso color verde oscuro de parte de la vegetación. Me picó la curiosidad y me puse a buscar explicaciones. Tal vez fuese la altitud, pensé. Sabía que, a mayor altitud, la luz ultravioleta (UV) es más intensa. Consideré la idea de que estas plantas hubieran evolucionado para protegerse de los altos niveles de UV. Entonces se me ocurrió que la altitud de la carretera era de solo mil metros y dudé que un efecto así se viese a tan poca altura. Entonces pensé que tal vez la explicación del color verde oscuro podría ser el pH del suelo. Tomé nota mentalmente para consultarlo cuando llegara a casa. Unos segundos más tarde, me di cuenta de que llevaba gafas de sol con cristales de color verde oscuro. Las gafas de sol habían alterado mi percepción.

A pesar de lo cómica que pueda resultar esta historia, también contiene una poderosa lección. Piensa por un momento en el impacto. Había olvidado completamente que llevaba gafas de sol, así como la distorsión de la percepción que causaban. Hasta que no fui consciente de esta distorsión en mi percepción, ni siquiera pude hacer las preguntas correctas. Mis preguntas eran científicas e inteligentes, aunque basadas en mis limitados conocimientos de física, biología y química. Sin embargo, estas preguntas no me acercaban ni podrían acercarme jamás a una respuesta y una comprensión correctas. Nuestro intelecto, educación, disciplina y aplicación quedan cojos si no contamos con la percepción correcta.

Nuestros modelos mentales pueden actuar igual que las gafas de sol para distorsionar nuestra percepción, pero con consecuencias mucho más profundas.

Olvidamos que los modelos y las percepciones que llevamos en el coco no son la realidad; son solo modelos. Sin embargo, los confundimos, como sucede con el mapa y el territorio. A menudo, ni siquiera sabemos cómo surgieron nuestros modelos mentales, de dónde procedieron o qué distorsiones contienen. Solo «sabemos» que lo que percibimos es «cómo son las cosas». Creemos que lo que percibimos a través de nuestros modelos mentales es la realidad, cosa que refuerzan otros modelos infectados con las mismas ideas parasitarias, los mismos mapas mentales manipulados, las mismas distorsiones y, por tanto, las mismas creencias.

Cualquier organización que pueda crear o controlar nuestros mapas mentales a gran escala ejerce un gran poder. Controlan cómo nos percibimos a nosotros mismos, nuestras vidas, nuestros deseos y el mundo que nos rodea.

Como decía Edward Bernays, sobrino de Sigmund Freud y que se considera el fundador de la propaganda: «La manipulación consciente e inteligente de los hábitos y de las opiniones organizadas de las masas es un elemento importante en la sociedad democrática. Los que manipulan este mecanismo invisible de la sociedad constituyen un gobierno invisible que es el verdadero poder gobernante de nuestro país. Somos gobernados, nuestras mentes son moldeadas, nuestros gustos formados, nuestras ideas sugeridas, en gran parte por hombres de los que nunca hemos oído hablar».

En el pensamiento de Bernays, tal manipulación masiva era algo deseable, especialmente cuando emanaba del Gobierno con el propósito de cohesionar una sociedad.

La tecnología, internet y las redes sociales han hecho que esta afirmación sea hoy más cierta que cuando Edward Bernays escribió tales palabras, en 1928.

Muchas de las estrategias engañosas que utiliza la industria del alcohol las desarrollaron primero los maestros de la manipulación engañosa, cruel y cínica: la industria del tabaco. He aquí un pasaje de un artículo de Open Democracy:

> La industria del alcohol aprendió del error de la industria del tabaco. Durante décadas, la estrategia de la primera para eludir la regulación gubernamental ha consistido en redefinir el problema del alcohol como algo que afecta a una pequeña minoría de bebedores (según el modelo «tradicional» de adicción a la enfermedad), en contra de lo que demuestran las pruebas. A continuación, ha propuesto soluciones a este problema, en particular, programas de educación y concienciación ineficaces, que le han permitido presentarse como una industria responsable que trabaja activamente para combatir los daños. Este posicionamiento le ha otorgado un papel dentro del Gobierno, donde está ayudando a redactar la política de salud pública.

Consultar y colaborar con la industria alcohólica para controlar el consumo de alcohol resulta tan absurdo como contratar a un zorro como consultor para la seguridad de las gallinas. Sería como poner a un pederasta a cargo de la seguridad en una guardería. ¡Absurdo!

Resumen

Antes de poder resolver un problema con eficacia, debemos tener una percepción precisa de él. La industria del alcohol utiliza muchas de las técnicas cínicas y sin escrúpulos que desarrolló y probó la industria del tabaco para ofuscar, confundir y engañar; para crear una percepción falsa y peligrosa del alcohol como algo inofensivo, incluso beneficioso. A los bebedores que no quieren más que escapar de esta esclavitud y llevar una vida sana se los tacha de enfermos. Se les dice que padecen una enfermedad (imaginaria) progresiva e incurable. Se los estigmatiza como víctimas. Esto es exactamente lo contrario de la realidad. En realidad, cualquier persona que, a pesar de las ideas parasitarias, tenga el valor de enfrentarse a su adicción y superarla es un héroe.

6

Entender las ideas parasitarias (reconocimientos a Richard Dawkins y Dan Dennett)

Seguramente hayas oído hablar de los memes, y es probable que los identifiques con internet. El biólogo evolucionista Richard Dawkins definió el concepto de meme y postuló su existencia como base de muchas ideas o comportamientos evolutivos en una cultura. Se puede pensar en los memes como en los genes de la cultura; como ellos, pueden replicarse, mutar y evolucionar. Cuando una persona es portadora de un meme puede transmitirlo, y a menudo lo hará con alguna modificación (mutación). Gran parte de nuestra cultura tiene que ver con la evolución de los memes y su interacción. Buenos ejemplos de memes culturales los encontramos en internet, por ejemplo cuando una imagen o un vídeo corto, a menudo con una cita, se torna viral. A continuación, otras personas lo modifican. El filósofo Daniel Dennett se refiere a estos memes como *ideas parasitarias*. Y son poderosas. Las religiones, la política y el nacionalismo son ejemplos de ideas parasitarias por las que la gente está dispuesta a morir, tal es su poder. Nos infectan y nosotros infectamos a los demás. Con frecuencia, tales ideas parasitarias resultan inofensivas, se limitan a hacernos sonreír. Las creencias religiosas y políticas son buenos ejemplos de memes (ideas parasitarias) cuidadosamente elaborados que infectan a una gran parte de la población.

Es muy posible que hayas oído hablar del parásito Toxoplasmosis Gondi, conocido por infectar a los gatos y a veces a los humanos. (Las mujeres embarazadas se someten a pruebas para detectar esta infección, ya que el parásito puede infectar al feto, lo que puede crear graves problemas en etapas posteriores de la vida, como ceguera o discapacidad mental). El principal huésped de este parásito es el gato doméstico, al que necesita para vivir su vida adulta y reproducirse. El gato suele infectarse al comer un ratón infectado. Por lo tanto, que el gato de turno se coma al ratón infectado es de suma importancia para la supervivencia del Toxoplasmosis Gondi. El problema es que, a lo largo de millones de años de evolución, los ratones han desarrollado miedo a los gatos. Normalmente, el olor de la orina de un gato provoca en el ratón un temor suficiente como para que huya, pero es curioso que el ratón que ha sido infectado por este parásito pierda el miedo a los gatos (a nada más). Así pues, en tales condiciones, el olor de la orina de gato, en lugar de provocar miedo, producirá un estímulo sexual en el ratón, cosa que hará más probable que el ratón «zombi» acabe devorado por un gato; es horriblemente macabro, pero resulta completamente efectivo.

Tanto las ideas parasitarias como las infecciones parasitarias modifican el comportamiento del huésped, normalmente en beneficio del parásito. El huésped suele morir.

Las ideas parasitarias en torno al alcohol producidas por o en nombre de la industria alcohólica no redundan ni redundarán jamás en tu beneficio. Nunca olvides que la industria del alcohol, al igual que la del tabaco, depende de crear adicción y adictos para ser grande y rentable. El papel de los publicistas es crear ideas parasitarias para infectar nuestros cerebros, de modo que, al igual que el ratón, nos infectan con ciertas ideas para conseguir que hagamos cosas, de buena gana e incluso con entusiasmo, que van en contra de nuestros propios intereses. Nos lavan el cerebro por todos los medios posibles. Por ejemplo, la colocación de productos en televisión, cine y plataformas de *streaming* donde la industria alcohólica paga millones para que la gente beba habitualmente cantidades absurdas de alcohol sin que, aparentemente, haya efectos nocivos. Se trata de normalizar el consumo de una droga altamente adictiva: el alcohol. No se olvida ningún canal: estudios científicos falsos, ropa de marca, *lobbying* a Gobiernos (que es poco más que un soborno legalizado), corromper a científicos y médicos, anuncios en vallas publicitarias, de radio (de hecho, en absolutamente todos y cada uno de los medios de comunicación o redes sociales), contratos con *influencers*; patrocinio de eventos deportivos y de otro tipo, páginas web de falsa bandera (páginas que aparentan ser independientes o incluso antialcohol, pero que existen para promover los intereses de la industria del alcohol).

Los propios bebedores (adictos al alcohol) se convierten en algunos de los mejores vendedores del sector, incluso si sospechan que beben más alcohol del que deberían. Engatusan, intimidan, presionan e incitan a otros a beber. Es el comportamiento típico de un adicto.

Un importante estudio de V. C. Strasburger y Edward Donnerstein, titulado «Children, Adolescents, and the Media: Issues and Solutions» (Niños, adolescentes y los medios: asuntos y soluciones), descubrió que, para cuando un niño cumple los dieciocho años, ha estado expuesto a unas cien mil manipulaciones alcohólicas a través de muchos canales: televisión, periódicos, revistas, vallas publicitarias, *influencers* de internet, revistas, ropa de marca, películas, patrocinios, deportes, por nombrar algunos. Esto sin tener en cuenta cómo se colocan sutilmente productos no para promocionar alguna marca en particular, sino solo para normalizar la idea de beber alcohol en cantidades irrealmente grandes.

Aquí tenemos un problema. Al igual que la adicción a la nicotina (fumar tabaco y vapear), la mayoría de la gente empieza a beber alcohol durante la adolescencia. Cuando son adultos, ya son dependientes.

El corolario de esto es que la mayoría de los adultos no tienen experiencia de la vida adulta sin alcohol. Muchos adultos se encuentran: o bajo los efectos del alcohol, o recuperándose del último trago, o ansiosos esperando el próximo trago o pensando en él.

Todo este lavado de cerebro solo tiene un propósito: atraernos a lo que yo llamo «la caja de la adicción», dentro de la cual percibimos todo lo relacionado con el alcohol como lo contrario de lo que realmente es. Una vez que estás en la caja de la adicción, ya estás enganchado. Las ideas parasitarias se han diseñado para mantenerte ahí; para engancharte y mantenerte atrapado, con el fin de llevarse una tajada «garantizada» de tus ingresos para el resto de tu vida.

La «regla de oro» implica que recibes poca o ninguna información útil o precisa. De hecho, gran parte de la información que recibes es exactamente lo contrario de lo que necesitas para tomar una decisión informada para estar sano y ser feliz. Tus cien mil exposiciones al lavado de cerebro del alcohol antes de tomar esa primera bebida alcohólica hacen que tu mente ya esté «infectada» y preparada desde la infancia. Te han lavado el cerebro para que asocies el alcohol con el sexo, lo guay, la diversión, la excitación, el deporte, el éxito, el poder, una forma de relajarte que no es perjudicial, excepto, por supuesto, para esos extraños tristes, esa pequeña minoría enferma conocida como «alcohólicos» que según Alcohólicos Anónimos nacieron así, y qué le vamos a hacer. Después de gastar miles de millones en engancharte, en conseguir que bebas cantidades irracionalmente exageradas de alcohol, la industria se lava las manos sin prestar atención a las consecuencias. Te culpa a ti con el cínico eslogan: «Bebe con moderación, es tu responsabilidad».

No cabe la menor duda de que el alcohol causa daños horribles a las personas y a las familias; destruye vidas, provoca profundos daños en nuestra sociedad... Pero, oye, la industria tiene derecho a ganar dinero, tanto como el Gobierno. Así pues, ¡a callar y a beber!

Uno de los resultados más alucinantes de todo esto es que se pueden encontrar muchos sitios web, organizaciones gubernamentales y otras patrocinadas por la industria que te dicen cómo controlar tu consumo de alcohol. Tal información es peor que inútil.

BLOQUE 3

Las fases del alcohol

Un hombre se tira desde el piso veinte de un edificio. «¡Yujuuuuu, estoy volando!», grita. Sin embargo, por mucho que quiera creer que está volando, en realidad está cayendo, acelerando hacia el suelo. Es lo que sucede con la adicción al alcohol. La principal diferencia entre uno y otro es el momento en que se da cuenta de que es una ficción y actúa. Lamentablemente, muchos se harán pedazos contra el suelo diciéndose a sí mismos que están volando.

1
Empieza con las preguntas adecuadas

El lavado de cerebro cambia nuestra percepción, por lo que ni siquiera sabemos qué preguntas hacer. Por ejemplo, cuando empezamos a pensar en liberarnos de la esclavitud de la adicción al alcohol, solemos empezar con una pregunta que dice: «Sé que el alcohol y la forma en que afecta a mi vida es una mierda; me está perjudicando a mí y a los demás, pero, si lo dejo, ¿cómo voy a disfrutar de mi vida, afrontar el estrés, relajarme y socializar? ¿Qué voy a hacer?».

Son preguntas equivocadas. Surgen del miedo creado por nuestra percepción manipulada del alcohol y no resultan de ninguna ayuda. Es algo parecido a lo que sucedió con mi percepción inconsciente de la naturaleza a través de las gafas de sol. Las preguntas parecían inteligentes y útiles, pero ni siquiera se acercaban a las que necesitaba hacerme para entender el problema y encontrar su solución.

Mucho más útiles e inteligentes son las siguientes preguntas:

1. ¿Qué me hace creer que tengo que pasar el resto de mi vida envenenándome sistemáticamente con una droga tóxica y adictiva? ¿Qué me hace creer que tengo que vivir el resto de mi vida con la depresión, la ansiedad, el miedo y la destrucción de la pesadilla del alcohol?
2. ¿Por qué tiene que ser tan difícil dejar de beber alcohol? Nací sin la necesidad de beberlo. Antes de empezar, no lo necesitaba, no lo quería, no lo echaba de menos. Mi prime-

ra bebida alcohólica me supo repugnante. Desde luego, nunca decidí convertirme en un adicto al alcohol, así que, ¿qué pasó? ¿Cómo llegué de ahí hasta aquí?

Es una muy buena pregunta:

¿POR QUÉ TIENE QUE SER TAN DIFÍCIL DEJAR DE BEBER ALCOHOL?

Simplemente basta con no tomar la siguiente bebida alcohólica, ¿verdad?

Al igual que a muchos otros, te engañaron, te sedujeron, te presionaron para que cayeras en la trampa y te enganchaste sin que el alcohol te supiera mejor. Muchos clientes me han dicho: «Si hubiera sabido entonces lo que sé ahora, sencillamente no habría tomado ese primer trago».

Así pues, abordemos esas preguntas: ¿por qué es tan maravilloso beber alcohol? ¿Por qué seguimos bebiendo?

La respuesta es el miedo. Primero, el miedo a lo que puede pasar si seguimos bebiendo: «Podría perder a mi familia, podría ponerme muy enfermo o incluso morir, podría perder mi trabajo». Pero también está el miedo a no beber: «¿Cómo controlaré mi ansiedad? ¿Cómo desconectaré? No tendré vida social. Tendré que vivir avergonzado. Dejar de beber podría ser traumático; podría ocurrir algo horrible».

Sin embargo, el mayor miedo es pensar que quizá nunca seré libre. El efecto de esta montaña rusa de miedo es que nos deja paralizados y no hacemos nada, mientras pasan los años y las cosas empeoran.

2
Las tres fases de la adicción al alcohol

No existe el alcohólico ni la enfermedad del alcoholismo, a pesar de que nos hayan lavado el cerebro con esa idea. Es mucho más sencillo: lo que existe es la adicción al alcohol.

Solo hay tres fases en la vida de un adicto al alcohol. Todos y cada uno de los bebedores que conocerás caen en ellas. La cuarta fase llegaría cuando decides dejarlo.

Primera fase

La primera fase se corresponde con el lavado de cerebro que se inicia cuando nacemos y que acaba cuando probamos nuestro primer trago. La propaganda del alcohol nos bombardea desde que nacemos.

La Escuela de Salud Pública de Harvard confirmó tal tendencia en un estudio realizado en 2001. Los investigadores estudiaron películas con calificación G (apropiadas para niños) rodadas entre 1937 y 2000, para realizar un seguimiento de los casos de consumo de alcohol en cada película. De las ochenta y una películas analizadas, un asombroso 47 por ciento mostraba consumo de alcohol. *La Bella Durmiente* se llevó el premio al largometraje de animación más alcoholizado: el alcohol estaba presente durante ciento setenta y cuatro segundos de la película.

La conclusión es que los padres deben ser conscientes de que casi la mitad de las películas de animación de categoría G disponibles muestran el consumo de alcohol y tabaco como algo normal, sin mostrar las consecuencias a largo plazo que conlleva su consumo.

Estos estudios, junto con el más reciente de V. C. Strasburger y Edward Donnerstein, según el cual un joven de dieciocho años habrá sido expuesto a más de cien mil ejemplos de lavado de cerebro con alcohol, demuestran hasta qué punto llega esta preparación.

> La industria del alcohol ha aportado soluciones a este problema, sobre todo con ineficaces programas de educación y concienciación, que le han permitido presentarse como una industria responsable que trabaja activamente para combatir los daños. Este posicionamiento le ha otorgado un papel dentro del Gobierno, donde ayuda a redactar la política de salud pública.
>
> *Democracy Now*

A esto se añaden bebidas especiales para niños, con el fin de que adquieran el «hábito». En España existe el llamado «champín», una especie de champán sin alcohol comercializado específicamente para niños. Tiene el mismo objetivo que los cigarrillos de chocolate: puede que seamos demasiado jóvenes para beber alcohol, pero podemos imitar a los adultos, preparándonos para el día en que por fin podamos beber alcohol.

El acceso no controlado de los niños a la propaganda del alcohol ha aumentado considerablemente gracias a las redes sociales. Los críos no llegan a ver el alcohol como lo que realmente es: una droga tóxica y altamente adictiva, la droga más dañina de nuestra sociedad. En cambio, se sienten llenos de curiosidad, atraídos por el glamour, ansiosos por tomar su primer trago.

En otras palabras, desde una edad muy temprana nos llenan el coco con ideas parasitarias que crean el deseo de consumir alcohol. Esto prepara al niño para percibir el alcohol tal y como la industria desea. Es la razón por la que tomamos ese primer trago y por la que parece tan difícil dejarlo.

Resumen

Prácticamente desde el día en que nacimos hemos sido bombardeados e infectados con ideas parasitarias para creer en un modelo de alcohol que beneficia a todos menos al bebedor. Empezar a beber alcohol fue una decisión racional basada en la información que teníamos en nuestro poder en aquel momento.

Segunda fase

La segunda fase podríamos bautizarla como aquella de la ignorancia o el estado de somnolencia. Es como una solución racional a una situación o sentimiento difícil y/o insoportable.

Uno de los axiomas del budismo es que el sufrimiento surge de la ignorancia. Es decir, percibimos la realidad de forma incorrecta y la malinterpretamos. Cuando actuamos de buena fe, basándonos en esa comprensión incorrecta, el resultado es el sufrimiento. Es un hecho que todo el mundo quiere ser feliz y no sufrir. Nuestra ignorancia hace que, aunque actuemos de buena fe, consigamos lo contrario. Por eso experimentamos menos felicidad y más sufrimiento.

Todo esto también es cierto en el caso del alcohol; la diferencia es que la industria, movida por la codicia, distorsiona, tergiversa y retuerce a propósito los hechos sobre el alcohol, y es esta ignorancia fabricada la que engancha a la gente joven y causa tanto sufrimiento.

El marketing del alcohol ha creado una trampa diseñada con

una mendacidad y un cinismo impresionantes. El objetivo es simple: engancharte lo más joven posible, dificultar al máximo que te liberes y luego culparte a ti, el que sufre, por caer en la trampa, etiquetándote y estigmatizándote con la enfermedad imaginaria del alcoholismo. Si es algo que sucediera en una película, tal argumento te parecería inverosímil.

Imagina que quieres capturar a un animal. ¿Cuáles serían las características de una trampa eficaz? En primer lugar, el animal que quieres atrapar (para explotarlo y/o matarlo) debe tener un motivo para entrar en la trampa. Para ello se necesita un cebo. Cuanto más atractivo sea, más eficaz será la trampa. En segundo lugar, el animal que queremos atrapar no debe sospechar que está en una trampa hasta el momento en que intenta escapar y descubre que no puede. En otras palabras, cuando ya sea demasiado tarde. Si puedes satisfacer estos dos sencillos criterios, tendrás la base de una trampa eficaz. Con los humanos y el alcohol hay un aspecto adicional: la culpa. En lugar de reconocer que los que tienden la trampa son responsables de los daños y el sufrimiento causados por sus acciones, impulsadas por la codicia, culpamos al animal atrapado, diciendo que ha caído en la trampa porque sus genes son defectuosos y padece una «enfermedad-trampa». ¡Qué idea tan profundamente estúpida!

La industria —nada más que glorificados vendedores de drogas—, después de haber preparado la trampa con un cebo irresistible (sexo, follar, ser guay, relajarse, ser macho, femenina, deportista, atractiva, exitosa, poderoso, popular, etc.), seduce y engancha al adolescente.

Si la presa (el bebedor) se da cuenta de que ha sido atrapada y quiere salir, ya se han encargado de lavarnos el cerebro para etiquetar a la víctima como moralmente débil, genéticamente defectuosa, como «anormal», «enferma», y echamos toda la culpa a la víctima. Esto es lo contrario de lo que deberíamos hacer. Tendríamos que felicitarlos por su inteligencia y valentía. Los anuncios de alcohol en la televisión son un buen ejemplo. Después de bombardearte con una imagen tras otra de poder, de sexo, de diversión, de lo guay, de la buena forma física, de la perfección, haciendo que la idea de beber mucho alcohol sea casi irresistible (el cebo), te dicen: «Bebe con moderación, es tu responsabilidad». El mensaje implícito es el siguiente: está claro que el alcohol no puede ser una trampa. Es decir, no se les permitiría decir tales cosas, promocionarlo de esa manera, si fuese adictivo, si realmente fuese una trampa, ¿no?

> El análisis de los «mensajes de responsabilidad» reveló que el 88 por ciento servían para reforzar la promoción del producto anunciado, y muchos contradecían directamente las escenas representadas en los anuncios. Por ejemplo, un anuncio de vodka mostraba una fotografía de cómo se vertía una cantidad generosa de alcohol en un vaso con un eslogan que daba a entender que el bebedor había estado de fiesta toda la noche. En letras pequeñas, el mismo anuncio aconsejaba al público disfrutar del producto de forma responsable.
>
> Escuela de Salud Pública John Hopkins Bloomberg

Te enganchan con una combinación de dos cosas: la sensación del mono físico del alcohol y, paralelamente, las creencias creadas por los cientos de miles de exposiciones de propaganda que has recibido. Años más tarde, empiezas a darte cuenta de que no te gusta lo que el alcohol te hace a ti y a los que te rodean, que no es lo que pensabas que era. No tiene nada que ver con una diversión inofensiva. Es perjudicial para tu salud, tu bienestar y tu familia. Pero la presión social para que te calles te hace temer hablar de tus preocupaciones y de tu situación, así que dejas que te lleve la corriente para quedar bien. Si decides hablar de ello, es culpa tuya y te estigmatizan por ser defectuoso o débil, o por estar enfermo. Hace falta mucho valor para enfrentarse a estos miedos y comentarlo, para ir a contracorriente. En mi opinión, eso te convierte en un héroe. La propaganda y el lavado de cerebro transforman a los héroes en víctimas.

La industria no tiene ninguna duda sobre las propiedades adictivas del alcohol. Recuerda que crean adictos para ser grandes y rentables. Solo quieren engancharte y quedarse con tu dinero. Si, en su avaricia, te quitan o destruyen tu salud, tu autoestima, tu energía, tu vida, al tiempo que arruinan la vida de los que te rodean, entonces tienen una solución para eso: echarte toda la culpa a ti; es culpa tuya. ¡Qué gilipollas! ¡Qué caraduras!

Imagínate a un atracador diciéndole a la policía: «¡No es culpa mía que la víctima haya atacado mi puño con su cara varias veces y luego haya utilizado sus costillas y su espalda para acometer repetidamente contra la punta de mi bota!». No se necesita ni medio cerebro para comprender cuán absurdo es este argumento.

Pregúntate a ti mismo, ¿cuándo decidiste convertirte en un adicto al alcohol? Como todo el mundo, la respuesta es: «¡Nunca!». Empezaste por razones que probablemente ahora te parezcan absurdas o estúpidas. De hecho, lo único que decidiste fue tomarte unas copas experimentales para sentirte mayor, más sexy, para encajar socialmente, por simple curiosidad o para sentirte guay. No sabías lo que realmente te esperaba, porque ninguna de las aproximadamente cien mil exposiciones a la propaganda de la industria del alcohol te dijo que ibas a engancharte.

Imagina que, antes de tomar ese primer trago, hubieras podido ver lo que realmente te esperaba: una depresión leve y crónica; el olor rancio de tu sudor y aliento alcoholizados; los lapsus en tu memoria; el letargo, la falta de energía, el sentido de vergüenza; las celebraciones olvidadas, las promesas rotas; dejar las cosas para mañana; las constantes mentiras a tus seres más queridos; las mentiras a ti mismo; los dramas, los cambios de humor volátiles y perjudiciales; la lengua de trapo, los remordimientos; el odio hacia ti mismo. Si hubieras sabido todo eso, ¿de verdad habrías tomado ese primer trago? ¡Claro que no! Y esa es precisamente la cuestión. Ni uno solo de los cien mil ejemplos del alcohol a los que estuviste expuesto de niño te dijo la verdad. (Ni tampoco lo han hecho los cientos de miles de otros ejemplos a los que has estado sometido desde entonces, que refuerzan el mensaje de lo guay que es el alcohol). Lo que te decían era exactamente lo contrario a la verdad. Todo era cebo, ideas parasitarias para engancharte: «El alcohol es divertido; de hecho, es descojonantemente divertido, sexy, deportivo; tan guay y sofisticado; serás uno de la pandilla, un héroe». Todo este lavado de cerebro era, y sigue siendo, el cebo de la trampa. Me parece triste que los adictos al alcohol (bebedores habituales) no solo se crean el lavado de cerebro, sino que defiendan con entusiasmo su derecho a envenenarse sistemáticamente y a destruir todo lo valioso de su vida.

Un cliente me dijo una vez: «Vale, Geoffrey, estoy de acuerdo contigo, pero no puedes decirme que nunca te has divertido bebiendo o emborrachándote».

Por supuesto que sí, o al menos eso creía. Eso forma parte del cebo. Corresponde a la segunda fase: una solución racional a una situación insoportable y/o difícil (mi baja autoestima y mi inseguridad social). Una vez que había entrenado mi cuerpo y mi mente para superar el mal sabor y el mal olor, los mareos, los vómitos, entonces los efectos me parecían bastante agradables. El alcohol apagó las funciones más elevadas de mi cerebro y experimenté un estado en el que también se apagaron las inhibiciones que me hacían sentir tímido, ansioso o avergonzado. Me encontraba en un atontado estado de euforia. Me sentía divertido, guapo, atractivo, sexy y valiente. Estoy seguro de que me lo pasé en grande bebiendo. Desafortunadamente, no recuerdo mucho de aquellos tiempos. Mis recuerdos son bastante borrosos y dispersos, y normalmente me llegan a través de un abotargamiento alcohólico. Si no hubiese creído que me lo estaba pasando muy bien, o que me ayudaba a relajarme, no habría seguido bebiendo. Confundía estar colocado con la felicidad, y definitivamente no era así. Quiero decir, ¿habría tolerado el mal sabor, las terribles resacas, los vómitos, los dramas si no hubiese creído que me lo estaba pasando bien?

Pregúntate: ¿qué harías tú si, cada vez que comieses mangos, te despertases con la sensación de haber sido pisoteado por una manada de elefantes, sufrieses lapsus de memoria, un terrible y palpitante dolor de cabeza, un sabor en la boca como si un gato se hubiese cagado en ella, náuseas...? Además, no nos olvidemos de todo el dinero que se ha esfumado de tu cartera... Supongo que simplemente dejarías de comer mangos.

Sentía que el alcohol me aliviaba la ansiedad social y la baja autoestima. Era algo más visceral que racional. De hecho, lo que realmente ocurrió fue que, en vez de encontrar una solución a mis problemas, tomé la droga, el alcohol. A todos los efectos, retrasó durante muchos años dar con la solución a estos problemas, encontrar paz y alegría en mi vida.

SI SE ENCIENDE UNA LUZ DE ADVERTENCIA
EN TU COCHE, NO NECESITAS NI MEDIO CEREBRO
PARA COMPRENDER QUE LA SOLUCIÓN
NO ES TAPAR O DESCONECTAR LA LUZ;
SE TRATA DE ENCONTRAR Y RESOLVER EL PROBLEMA.

La razón por la que seguimos bebiendo, a pesar de las advertencias que nos envía nuestro cuerpo, la razón por la que pasamos por alto el impacto negativo del alcohol es que las ideas parasitarias sobre las bebidas alcohólicas sembradas en nuestra mente todos los días de nuestra vida, reforzadas una y otra vez, han funcionado. Incluso si nuestro instinto nos dice que dejemos de beber, aunque nuestros sentidos y nuestro cuerpo reconozcan que el alcohol es un veneno, las ideas parasitarias hacen que sigamos haciéndolo. Vamos a por el cebo: aparentar ser mayores, más seguros de nosotros mismos, más sexis, más divertidos, para sentirnos más atractivos, más sofisticados, más poderosos. El cebo, con todo lo que promete, parece sumamente atractivo; especialmente, se lo parecerá a una persona joven de dieciséis años. Así pues, perseveramos, aceptando el sabor y los efectos desagradables no como una advertencia urgente de nuestro cuerpo para que dejemos de hacerlo inmediatamente, sino más bien como un obstáculo que debemos superar, una parte del precio que tenemos que pagar para experimentar y pertenecer a este nuevo y excitante mundo de placeres adultos. Dada la información de la que disponíamos en aquel momento, la decisión de probar el alcohol era eminentemente lógica. Quiero decir, ¿qué adolescente no quiere sentirse más extrovertido, poderoso, atractivo, adulto, sensual y divertido?

En la adolescencia somos la mismísima encarnación de la inocencia y la ignorancia, a pesar de lo que podamos creer en ese momento. Imagina la siguiente situación: un joven de unos dieciséis o diecisiete años entra por primera vez en una discoteca para adultos. La iluminación hace que todo parezca diferente, excitante. La mayoría de la gente es mayor que él. Todos van vestidos para estar de lo más guapos y sexis y tienen un aspecto irresistiblemente sensual. Todo el mundo parece saber lo que hace. El bajo de la música es hipnóticamente fuerte y tan grave que puede sentirlo en el cuerpo; la vibración y el ritmo son excitantes, casi sexuales. Hay chicas y chicos escasamente vestidos y dolorosamente atractivos que ofrecen muestras de una bebida u otra. Su lema parece ser «somos gente de la noche», lo que suena demasiado bien para ser cierto, pues eso es exactamente a lo que aspiran, a encajar como uno más entre la «gente de la noche».

Un cliente que se dedicaba al negocio de las discotecas vino a verme a Cantabria para liberarse del alcohol y de la cocaína. Era dueño de varias discotecas. Durante una conversación me preguntó: «¿Sabes cuál es mi negocio?». Le contesté: «Vender fiesta y el pasarlo bien». Me contestó: «No, Geoffrey, me dedico a vender alcohol». Me explicó que todos los aspectos de su negocio estaban diseñados para maximizar las ventas de alcohol, que los incentivos de la industria alcohólica eran considerables; todos los incentivos estaban diseñados para vender más alcohol. En realidad, su negocio era un punto de distribución de drogas que podía considerarse totalmente análogo a una casa que vende crac, un «speakeasy» (una especie de bar clandestino) o un fumadero de opio, donde la gente se reúne para comprar y consumir su droga con otras personas que consumen la misma droga.

Así que pensemos por un momento: por un lado, tenemos a una persona joven insegura, que para cuando entra por primera vez en una discoteca ha sido sometida a cien mil impactos publicitarios de alcohol malintencionados, probablemente sin haber sido consciente jamás de ello. Piensa inocentemente que es solo una discoteca, un sitio donde pasarlo bien y conocer a gente. Por otro, tenemos una industria que ha invertido miles de millones literalmente en maximizar las posibilidades de engatusar a los jóvenes y mantenerlos enganchados. Al fin y al cabo, la industria del alcohol es como la del tabaco. La rentabilidad de las dos se basa en generar adictos y asegurarse de que sigan adictos, incluso si esto significa que se encuentran constantemente mal y cansados, aunque pierdan a sus familias y mueran antes de su tiempo.

Volviendo a la pregunta de si me lo pasé bien bebiendo alcohol, lo cierto es que, desde que tenía unos dieciséis años, en casi todos los acontecimientos sociales que viví —fiestas, celebraciones, conmemoraciones, vacaciones— consumí alcohol. Así que, aunque me divertí, sin duda, no puedo hacer una comparación con lo bien que me lo hubiese pasado si no hubiese bebido alcohol. Durante años viajé por el mundo como marino mercante, visité más de sesenta países, y lo único que hice en cada uno de ellos fue emborracharme, salir de fiesta y perseguir a chicas. Hubo ocasiones en las que ciertamente no fue nada divertido (pasé una noche en la cárcel, por ejemplo), sobre todo cuando tenía que recoger mis pedazos al día siguiente. Habría tenido una vida de mayor calidad y con más sentido si hubiera prescindido de las drogas en mi vida.

En retrospectiva, los sentimientos que tengo sobre si lo pasé bien o no quedan bastante bien reflejados en la canción de The Animals (grupo responsable de canciones como «The House of the Rising Sun»):

When I think of all the good
times that I've wasted having
good times,
When I think of all the good time
that's been wasted having good
times:

Cuando pienso en todos los
buenos momentos que he
desperdiciado teniendo buenos
momentos.
Cuando pienso en todos los
buenos momentos que han sido
desperdiciados teniendo buenos
momentos.

When I was drinkin',
I should've been thinkin'.
When I was fighting
I could've done the right thing.
All of that boozin',
I was really losin'
Good times,
Good times.

Cuando estaba bebiendo,
tenía que haber estado pensando.
Cuando estaba peleando,
podría haber hecho lo correcto.
Todo ese beber,
en verdad, estaba perdiendo
buenos tiempos,
buenos tiempos.

When I think of all the good time
that's been wasted having good
times,
When I think of all the good time
that's been wasted having good
times

Cuando pienso en todos los
buenos momentos que he
desperdiciado teniendo buenos
momentos.
Cuando pienso en todos los
buenos momentos que han sido
desperdiciados teniendo buenos
momentos.

All of my lying,
I remember her crying.
My useless talkin',
I couldv'e been walkin'.
Instead of complainin,
I could've been gainin'
Good times.

Todas mis mentiras.
Me acuerdo de verla llorar.
Mis palabras absurdas.
Podría haber estado andando,
en vez de quejarme.
Podría haber estado ganando
buenos momentos.

Tuve «buenos momentos», pero en mi ignorancia también me perdí buenos o incluso mejores momentos.

Me adelanto a mí mismo, ya que los sentimientos de tristeza y arrepentimiento expresados en esa letra no se corresponden con la ignorancia de la segunda fase de nuestra relación con el alcohol. Solo nos damos cuenta de esto con la experiencia que ganamos a lo largo de la vida. La segunda fase o episodio en nuestra relación con el alcohol es verdaderamente esa, la de la ignorancia, la del estado de ensueño. Las ideas parasitarias consiguieron seducirnos para que probásemos esos primeros tragos experimentales (tragar el parásito del alcohol). Piensa en ello como una tenia solitaria que se alimenta de alcohol, convirtiéndolo en una cosa fija en nuestras vidas. No es tanto que nos sentimos relajados bebiendo alcohol «socialmente», es solo que ahora no sabemos cómo relajarnos en una situación social sin alcohol.

El aspecto profundamente dañino de esto es que las personas jóvenes confunden ese estar drogado con la felicidad, sin darse cuenta de que el alcohol los va alejando lentamente de la alegría, la paz y de la verdadera felicidad.

Aunque la mayoría no lo reconozca, durante esta segunda fase desarrollamos tolerancia al veneno que es el alcohol. Se manifiesta en nuestro cuerpo como una sensación, una especie de hambre que antes no teníamos. Se corresponde con el mono del alcohol y es muy leve. Es una sensación física que experimentamos a veces como una especie de leve depresión crónica, un pequeño vacío —una sensación de que «falta algo»—. Esta sensación se genera cuando el cuerpo metaboliza y elimina el alcohol. Hemos vivido con esa sensación en nuestro cuerpo desde la adolescencia. Recuerda, no tenemos ni idea de lo que podría ser la vida adulta sin esa constante sensación leve del mono del alcohol. Nunca hemos vivido esa vida. Sin embargo, esta sensación suele ser tan leve y hemos vivido con ella durante tantos años que la asociamos simplemente con un pensamiento que varía según las circunstancias, como, por ejemplo, «me encantaría una copa», «me tomaba una caña de un trago», «ahora mismo un vinito me vendría genial» o «¡fiesta, fiesta, fiesta!». Ahora vivimos con unas leves pero constantes ganas de beber.

Nuestra configuración por defecto se convierte lentamente en:

BEBO SI NO TENGO UNA BUENA RAZÓN
PARA NO HACERLO.

Mientras estamos en esta fase de ignorancia y ensueño de nuestra relación con el alcohol no nos preocupa nuestro consumo: «Todo el mundo bebe, ¿no?»; «Puede que a veces beba más de lo que tenía pensado, pero ¿no lo hacemos todos?»; «Bebo más que algunos, pero no tanto como otros»; «Soy un bebedor normal» (signifique eso lo que signifique); «Me lo paso bien, soy verdaderamente "yo" cuando bebo»; «En realidad, he hecho cosas jodidamente legendarias estando borracho».

Vivimos en este estado de ignorancia, incluso si sospechamos que no deberíamos beber tanto. La tendencia es hacer la vista gorda, racionalizar. La presión social para hacerlo es enorme, pues otra parte del lavado de cerebro es el modelo de considerar una adicción como enfermedad: o bien eres un bebedor «normal», o bien eres un alcohólico. Claro está que el término «alcohólico» trae consigo la vergüenza y el estigma de ser «genéticamente defectuoso», «moralmente débil», de no ser nunca capaz de pasártelo bien como una persona «normal». En serio, ¿quién quiere esas etiquetas? Esas ideas o etiquetas aseguran que hagamos la vista gorda intencionadamente ante nuestra triste situación, potencialmente letal, así como ante las semillas de destrucción que conllevan.

En nuestra finca hay muchos robles. En otoño, el suelo que hay debajo de estos árboles se cubre de bellotas. Lo único que desea la bellota es convertirse en el roble más grande, más sano y más espléndido que pueda llegar a ser. Lo desea con cada célula de su ser. Es una característica que encontramos en todos los seres vivos, incluso los humanos.

Creo que lo que muchos de nosotros anhelamos profundamente es autorrealizarnos. Es decir, ser lo mejor que podemos ser, aunque no estemos seguros de cómo sería. Para mí, eso incluye paz en mi corazón, alegría, una conexión auténtica con los demás y una vida con sentido y propósito. El alcohol crea exactamente lo contrario de eso. Nos aleja cada vez más. Los únicos efectos verdaderos del consumo de alcohol son, además de cada vez desearlo más: ansiedad, depresión y destrucción.

Lo que finalmente nos despierta y nos empuja a la fase tres es la unión del deseo de ser lo mejor que podamos ser y del miedo a lo que nos estamos convirtiendo.

Resumen

Nuestras experiencias iniciales con el alcohol no suelen ser muy agradables. Si no fuese por las ideas parasitarias, probablemente no nos habríamos obligado a acostumbrarnos a su desagradable sabor y olor. Sin embargo, una vez superada esa barrera, parece que el alcohol cumple. Ayuda a reducir la ansiedad social. Nuestra tolerancia sigue siendo baja y empezamos a beber de forma esporádica. (Continuamos siendo no-bebedores que beben). Luego aumenta y bebemos casi todos los fines de semana. Luego empieza a extenderse a otros días. Aunque bebamos con frecuencia, normalmente nos limitamos a beber lo que beben nuestros otros amigos bebedores (más que unos, menos que otros). Sin embargo, nuestra tolerancia empieza a aumentar y necesitamos más para obtener el mismo efecto. Nos hemos convertido en adictos, pero no somos conscientes de ello.

Bebemos a menos que tengamos una buena razón para no hacerlo.

Probablemente, aún somos adolescentes o adultos jóvenes. Estamos en un estado de ignorancia. Algunos bebedores permanecerán en la ignorancia, inconscientemente o a propósito, todo el tiempo que puedan.

Tercera fase: la llamada de atención

Repasemos la historia hasta ahora. Nunca decidiste convertirte en un adicto al alcohol. Es más, si hubieras sabido lo que sabes ahora del alcohol, nunca habrías tomado ese primer trago. No tenías ni idea de que era un carcinógeno de la categoría 1. Tampoco sabías que es altamente adictivo y que se ha demostrado como la droga más dañina de nuestra sociedad. La decisión de beber alcohol era pura lógica, algo correcto basado en la información de la que disponías por aquel entonces, las más de cien mil exposiciones al lavado de cerebro traicionero y las ideas parasitarias con las que los avariciosos y desalmados sinvergüenzas de la industria alcohólica te infectaron, todo para conseguir más y más beneficios. Se aseguraron de que percibieses el alcohol como la solución perfecta a tus preocupaciones de la adolescencia, para vencer tu timidez a la hora de ligar; un atajo para ser guay, para pertenecer a un lugar, para alcanzar el poder, el éxito, para ser un adulto, para tener sexo. Además, la presión social para beber alcohol era inmensa. Durante un tiempo estamos en los primeros brotes de nuestra relación con el alcohol: una fase ignorante de luna de miel que parece divertida. Parece que el alcohol cumple lo que promete. Somos felices en nuestra ignorancia y seguimos bebiendo.

Poco a poco, empezamos a beber más.

El alcohol, que antes consumíamos los fines de semana y en las fiestas, se convierte en la solución habitual para desconectar después del trabajo, los fines de semana, incluso durante las comidas.

BEBEMOS ALCOHOL EN VEZ DE HACER
LO QUE NOS TOCA HACER.

Paulatinamente, pasa de ser algo con lo que nos divertíamos a una forma de vivir cada vez más patética, que nos va quitando poco a poco nuestro valor, haciéndonos más temerosos. Tal vez necesitemos abordar urgentemente los problemas de un matrimonio infeliz; quizá necesitemos ser más asertivos, aprender a decir no, o intentar no complacer a todo el mundo. Tal vez tengamos que abordar las consecuencias, el dolor o el miedo de un trauma infantil. Puede que tengamos que aprender a hacer frente a una madre o padre narcisista. Sin embargo, en vez de hacer estas cosas, nos tomamos un trago para anestesiarnos ante el sufrimiento que crean estas situaciones sin resolver. Aunque no queramos afrontarlo, pese a que no queramos pensar que somos dependientes/adictos, intuitivamente sabemos que estamos haciendo algo estúpido, lo que a su vez aumenta nuestra ansiedad y, por tanto, nuestro deseo de beber.

NUESTRO DESEO DE BEBER ALCOHOL
AUMENTA PARA INTENTAR HACER FRENTE
A LA CRECIENTE ANSIEDAD QUE PROVOCA
BEBER ALCOHOL.

Mientras tanto, nuestra tolerancia física ha ido aumentando sin cesar; necesitamos beber más alcohol para obtener el mismo efecto. Los efectos secundarios de este consumo creciente empiezan a pasarnos factura. Comienzan a ocurrir cosas que desmoronan el ignorante mundo de ensueño del alcohol en el que hemos estado viviendo: nos encontramos cada vez más malhumorados;

nos damos cuenta de que pasamos la mitad de la semana recuperándonos del consumo del fin de semana; empezamos a hacer menos cosas que favorecen nuestra salud y felicidad; dejamos las cosas para mañana. Nuestros amigos y amistades se centran cada vez más en el alcohol. No nos gusta salir con personas que no beben, porque las personas que no necesitan el alcohol para ser felices nos hacen sentir incómodos, débiles o, simplemente, estúpidos. Cada vez, estamos más y más alejados de sentir satisfacción en nuestras vidas y de lo que queremos en nuestros corazones. El sueño empieza a fallar, o al menos a parecer menos cierto. Nuestra experiencia choca cada vez más con las expectativas creadas por el lavado de cerebro. Al principio, lo disculpamos con ligereza, pero las repetidas experiencias, unidas al deseo de vivir bien, hacen que nos veamos obligados a reevaluar nuestra relación con el alcohol. Puede que tu pareja se queje o, peor aún, te dé un ultimátum. Puede que nos metamos en líos mientras bebemos, que nos peleemos o hagamos insinuaciones sexuales inapropiadas a, por ejemplo, la pareja de un amigo. Puede ser que nos hagan una prueba de alcoholemia (DUI) o que empecemos a tomar otra droga como la cocaína. Puede ser que nos escapemos de una situación de peligro por los pelos, o que veamos esa mirada suplicante en la cara de nuestros hijos. Puede ser que un amigo muera en un accidente relacionado con el alcohol o las drogas. O tal vez sucede que alguien a quien conoces contrae una enfermedad de transmisión sexual durante una relación sexual que tiene en estado de ebriedad y sin usar protección. Los escenarios posibles son muchos. Cada vez más experimentamos algo llamado «disonancia cognitiva». Es un tipo de malestar mental que se produce cuando nuestras creencias (el lavado de cerebro) contradicen lo que experimentamos, de manera de que cada vez resultan más difíciles de ignorar, justificar o racionalizar.

Las cosas han cambiado definitivamente. El alcohol ya no te hace sentir poderoso, atractivo ni exitoso. En cambio, con más y más frecuencia te sientes avergonzado, estresado, ansioso, enfermo, patético, cansado e impotente. La experiencia de la alegría y la paz simplemente no está a tu alcance, y nunca lo estará mientras sigas bebiendo. Independientemente del éxito externo que puedas disfrutar en tu vida, hay una voz insistente y molesta que te dice: «Tienes que dejar esto. ¡Ponle freno!». Empiezas a pensar que, si no solucionas esto, vas a joder tu salud, tu familia y tu trabajo. Ahora a la sensación de ansiedad se le añade el miedo, que se convierte en un compañero constante en el fondo de tu mente, proyectando una sombra deprimente sobre todos los aspectos de tu vida. El hecho de que no puedas controlar una fuerza tan destructiva en tu vida resulta frustrante, aterrador y deprimente. Siempre está ahí, como una piedra en tu zapato, minando tu confianza y reduciendo tus posibilidades de experimentar la felicidad. Haces tu primer intento consciente de dejar de beber, pero fracasas. La única forma de detectar que tienes una adicción es cuando haces un intento fallido de dejarlo. Esto marca el comienzo de la tercera fase. Con un destello de pánico te das cuenta de que no puedes parar. No poder dejarlo aumenta tu ansiedad y, por tanto, tu deseo de beber más. El sueño se convierte ahora, lenta pero inexorablemente, en una pesadilla.

NO ERES EL CULPABLE DE TU ADICCIÓN,
PERO SÍ TIENES LA RESPONSABILIDAD DE RESOLVERLO.

La negociación

LA MAYOR PARTE DEL SUFRIMIENTO EN LA
VIDA DE UN ADICTO AL ALCOHOL LA PROVOCA
LA DROGA QUE CONSUME (ALCOHOL)
EN UN INTENTO DE OBTENER ALGÚN ALIVIO
A ESE SUFRIMIENTO QUE, EN SU MAYOR PARTE,
PROVOCA LA MISMA DROGA QUE CONSUME
(ALCOHOL).

Lo más lógico, una vez que te das cuenta de que el alcohol está arruinando progresivamente tu vida, sería dejarlo sin más. Y aquí es donde realmente surgen las ideas parasitarias. Tememos que dejar el alcohol implique dejar de divertirnos y quedarnos sin vida social. También tenemos la idea de que las personas que no beben alcohol son aburridas y que, como no beben, son bichos raros. Muchos creen que beber en exceso es algo guay, y que las personas que no lo entienden carecen de imaginación o de dotes artísticas. En definitiva, no saben divertirse, soltarse la melena. El lavado de cerebro refuerza la creencia de que el alcohol nos aporta beneficios reales, y que dejar de beber implica que nunca más podremos disfrutar de tales beneficios.

En otras palabras, inmediatamente tenemos una sensación de sacrificio. Peor aún es el miedo al estigma social: cualquier persona que deje de beber alcohol debe de ser uno de esos tristes, un alcohólico, una etiqueta o un estigma que sencillamente no queremos llevar. Ansiamos volver a ser un «bebedor normal», aunque tal cosa no exista. La creencia de que antes éramos unos bebedores normales es simplemente otra idea parasitaria. El resultado de todo esto es que, en vez de simplemente dejar de beber, intentamos negociar; procuramos controlar nuestra forma de beber.

Nos metemos en internet para buscar formas de demostrar que lo tenemos controlado. Pero la realidad es que ya has perdido el control; lo que está ocurriendo en realidad es que estás intentando recuperarlo.

Hay muchas páginas web en las que encontrarás consejos para controlar tu consumo de alcohol. Comparto aquí consejos encontrados en páginas del NHS (Servicio Nacional de Salud del Reino Unido) y del NIH (Instituto Nacional de Salud de Estados Unidos).

Muchos de los consejos que puedes encontrar en estas páginas son peor que inútiles; claramente, han sido idea de estúpidos que no tienen ni idea de lo que dicen. O puede que respondan a una campaña de «falsa bandera» diseñada a propósito para que te sientas impotente y sin esperanza:

- *Compra alcohol en cantidades pequeñas y medidas.* ¡Qué idea tan absurda! Muéstrame a un solo bebedor que no haya intentado hacer tal cosa. Muchos de mis clientes lo han probado. Muchos intentaron controlar su consumo comprando botellas de whisky en miniatura (tipo minibar) en la tienda china del barrio. A menudo acababan comprando entre seis y ocho en una noche y yendo dos o tres veces a la tienda en cuestión.
- Aprovisionarse de vino, cerveza y licores es la forma más rápida de sabotear tu plan de beber de forma responsable. Para beber en casa, sigue estos consejos:
- *Evita el alcohol fuerte. Pasar a beber bebidas menos concentradas, como cerveza o vino en lugar de vodka, es una forma de reducir la ingesta de alcohol.* La gran mayoría de mis clientes ya lo hacen porque temen las bebidas alcohólicas más fuertes. La gente que viene a dejar de beber conmigo en Cantabria se enganchó a la cerveza o al vino, y siguen enganchados a estas dos bebidas. Es como decirle a un adicto a la heroína que no se la pinche, que se la fume. El consejo es profundamente estúpido; estamos hablando de una adicción.
- *Limita tus compras. Compra solo la cantidad de bebida alcohólica que cumpla tu límite seguro de alcohol el día que pretendas beberla. Si es necesario, compra latas individuales o botellas de vino de una sola ración o de tamaño medio.* Si estuviéramos hablando de controlar tu consumo de aguacates o mangos, entonces podría servir; pero esto es adicción al alcohol, no un hábito. En realidad, lo único que dicen es que recurras a los cojones o la fuerza de voluntad para controlar tu consumo. Indícame un solo adicto al alcohol que no se haya pasado media vida intentando hacer precisamen-

te eso. Imagínate leer: «Consejo para evitar ahogarse: aprende a respirar bajo el agua». Suena bien, pero es tan útil como un paracaídas de hormigón.

- *Bebe solo después de las comidas copiosas. Esto diluirá el efecto del alcohol y, por tanto, reducirá el impulso de beber en exceso.* No seas solo un adicto al alcohol, ¡sé un gordo adicto al alcohol! Muchos bebedores toman un aperitivo antes de la comida; beben durante toda la comida y chupitos en la sobremesa, y luego van a un bar de copas.
- *Anota lo que vas a beber y la velocidad a la que lo harás. Cumple tu planning. Bebe solo la cantidad que anotaste y a la velocidad especificada. Si quieres beber más entre medias, toma agua o bebidas sin alcohol o con poco alcohol.* Normalmente, esto funciona hasta la segunda o tercera copa, cuando las buenas intenciones vuelan por la ventana.
- *Prueba opciones sin alcohol o con poco alcohol. Si sabes que vas a querer beber más, pero no más alcohol, compra la misma cantidad de vino o cerveza sin alcohol o con bajo contenido alcohólico.*

Todas y cada una de las personas que han dejado de beber alcohol conmigo probaron primero alguna de estas estrategias de negociación, si no todas. Y, si te digo la verdad, les habría sido más útil leer un manual sobre cómo clavar gelatina en el techo.

El aspecto más pernicioso es el mensaje implícito de que el alcohol es divertido (para la gente normal). Nos dicen que los bebedores normales pueden disfrutar de este placer divertido y adulto, pero que tú, triste alcohólico defectuoso, no eres capaz.

Otras reglas que la gente se ha impuesto en la fase de negociación:

- «Nunca bebo antes de las doce del mediodía (excepto si estoy de vacaciones)».
- «Nunca bebo solo».

- «Nunca bebo en compañía».
- «Solo bebo los fines de semana». (Los fines de semana, que eran sábado y domingo, ahora incluyen el viernes e incluso el jueves).
- «Solo bebo una marca especial de alcohol».

Cualquiera de estas estrategias puede funcionar durante un tiempo. Pero, por desgracia, sigues teniendo el mapa mental equivocado en la mente.

Queremos liberarnos de la penosa esclavitud que es la adicción al alcohol, pero nos asusta renunciar para siempre a sus beneficios (que no existen y son fruto del lavado de cerebro al que hemos sido sometidos). El cebo que nos enganchó nos mantiene enganchados.

Pero la verdad es que no hay nada que sacrificar. Lo que sucede es que nos encontramos atrapados en una «trampa para monos».

En África y en la India se utiliza una táctica similar para atrapar monos. Estos animales son rápidos, pueden ser bastante feroces y es muy complicado atraparlos. Se mueven más rápido que los humanos y son capaces de desaparecer en un árbol al mínimo indicio de peligro. Así pues, ¿cómo se puede atrapar a un mono? Pues mediante la manipulación de sus deseos y sus instintos. Se vacía una calabaza, por ejemplo, o se construye una caja de madera con un agujero pequeño, lo suficientemente grande para que quepa la mano del mono. Luego se mete dentro de la caja un trozo atractivo de fruta; por ejemplo, un plátano. El mono mete la mano y la coge. Pero ahora su mano, en forma de un puño lleno, es demasiado grande para sacarla por el agujero. Así pues, mientras el mono se agarre a la comida, no podrá escapar. Incluso cuando alguien se acerca con la intención de matarle o capturarle, el animal intenta liberarse desesperadamente, pero no quiere soltar la comida, por lo que acaba muerto o capturado.

La caja de la adicción al alcohol se parece, pero aún tiene menos sentido.

Lo que nos mantiene enganchados, lo que nos impide liberarnos es que, al igual que el mono, queremos escapar, pero no deseamos renunciar al beneficio que creemos que nos proporciona el alcohol (el plátano, por ejemplo). Al menos, en el caso del mono, estaba atrapado por el deseo de ingerir comida de verdad. En el caso de los adictos al alcohol no hay beneficios.

ESTÁN ATRAPADOS PORQUE NO QUIEREN RENUNCIAR A ALGO QUE NI SIQUIERA EXISTE. TEMEN HACERLO.

Algunas personas morirán simplemente porque no quieren soltar «su plátano». Quieren algo que ni siquiera existe, pero, al mismo tiempo, desean escapar. Es esta «actitud de mono» la que arruina tantas vidas.

¿ERES SER HUMANO O MONO? DECÍDELO TÚ.

Cuando despertamos a la realidad de nuestra situación («El alcohol me impide vivir la vida que quiero vivir. Está haciendo lo contrario; me está destruyendo a mí y mi vida, haciéndome sentir deprimido y ansioso. Está destruyendo mi salud, mi bienestar mental y todo lo que aprecio»), la idea de dejarlo trae consigo otros miedos («¿Cómo me relajaré? No tendré vida social, me convertiré en un pringado sin amigos»). Estos miedos se suman al miedo más grande («Soy alcohólico; no hay cura, ¡tal vez nunca me liberaré!»). Ahora vivimos con nuestra felicidad constantemente eclipsada por una nube de miedo. Como somos más conscientes de estos miedos cuando pensamos en dejar de beber, caemos en la trampa de asociar todos estos miedos a no beber alcohol, cuando es al revés.

LAS PERSONAS QUE NO BEBEN ALCOHOL NO SUFREN NINGUNO DE ESTOS MIEDOS. DE HECHO, TODOS ESTOS MIEDOS ESTÁN PROVOCADOS POR EL ALCOHOL.

Para mí personalmente, uno de los aspectos más importantes de ser libre e independiente del alcohol es estar libre de todo ese miedo y toda esa ansiedad que provoca el alcohol y que es algo agotador y estresante.

Debido a este miedo, intentamos negociar. Entramos en «modo mono»; intentamos encontrar formas de liberarnos y quedarnos con el plátano. No vemos que la trampa está diseñada para que esto sea imposible.

Se producen una serie de cambios importantes. Cambiamos nuestra percepción de «Soy un bebedor normal, no tengo ningún problema» para pasar a la percepción de «Soy un bebedor con problemas, probablemente un alcohólico. ¡Cómo me gustaría no serlo! ¡Cómo me gustaría poder beber como los bebedores normales!».

Cada vez que nos encontramos en una conversación sobre el alcohol y alguien nos dice que no tiene problemas con el alcohol, estamos predispuestos a creerle y probablemente a envidiarle. Estamos ante el sesgo de la confirmación (esa tendencia a buscar, interpretar, favorecer y recordar información de forma que confirme o apoye nuestras creencias o valores previos). Es decir, creemos cualquier información que nos confirma lo que ya creemos: «Soy alcohólico, ojalá pudiera ser un bebedor normal». Es el poder de las ideas parasitarias. Nos clasificamos a nosotros mismos y a los demás en dos categorías imaginarias, y sentimos ansiedad o vergüenza al encontrarnos en una categoría imaginaria y no en la otra.

Tenlo claro: todo el mundo miente sobre su consumo de alcohol, igual que todos los fumadores mienten sobre el número de cigarrillos que fuman. La mentira y la adicción van de la mano. Es otra triste característica de la dependencia al alcohol y de nuestra sociedad «tómate algo» dependiente del alcohol. De joven, durante la fase «fiesta-fiesta» de mi vida, mentía, al igual que mis amigos, exagerando cuánto podíamos o habíamos bebido. Es el resultado directo del lavado de cerebro. Los «hombres de verdad» trabajan mucho, juegan mucho y beben mucho. Parte de la medida de nuestra masculinidad consistía en ser capaces de beber cantidades legendarias de alcohol y vivir aventuras en consonancia.

CUANDO PIENSO EN TODOS LOS BUENOS MOMENTOS QUE HE DESPERDICIADO PASÁNDOLO BIEN...

Aproximadamente a partir de los treinta años, casi todos los bebedores habituales mienten para minimizar la cantidad que beben. No importa cuánto hayas bebido en la fiesta, la comida o el fin de semana. Cuando alguien te pregunta: «¿Cuánto bebiste anoche?», la respuesta siempre es: «Un par de copas». Es sin duda una de las mentiras más grandes y comunes en nuestra sociedad. Está justo a la altura de «Solo la meteré un poco», o «Estaba en un atasco», o «No recibí el mensaje», o «Se me ha estropeado el teléfono». Existe una conspiración tácita: «No te preguntaré demasiado si tú no me preguntas demasiado».

Puede que pienses ¿y qué? Detente un momento: nadie miente si no siente la necesidad de hacerlo consciente o inconscientemente.

George Orwell lo expresa perfectamente con su definición de algo que se llama «*doublethink*»: «Saber y no saber. Ser consciente de una veracidad completa mientras se dicen mentiras cuidadosamente construidas. Sostener simultáneamente dos opiniones que se anulan, sabiendo que son contradictorias y creyendo en ambas. Utilizar la lógica contra la lógica».

Nuestro miedo a no volver a beber alcohol hace que, en vez de simplemente dejar de hacerlo, intentemos negociar. Establecemos normas que creemos que nos ayudarán a controlar nuestro consumo de alcohol. Queremos ser libres, pero también deseamos «el plátano». Pero eso jamás sucederá.

Buscamos información (normalmente disimuladamente) para encontrar la respuesta a la pregunta: «¿Soy alcohólico?». La mayor parte de la información que encontramos nos hace sentir aún más desesperanzados y provoca que sintamos más miedo.

Durante todo este tiempo crece nuestra tolerancia a la droga alcohol. Y como sucede con cualquier adicción, cuanto más te arrastra, menos capaz te sientes de resistirte a ella.

Resumen

Cada vez bebemos más alcohol y con más frecuencia. Seguimos sin pensar en ello hasta que un día ocurre algo. Puede que sea algo tan grave como un accidente de tráfico, tras el cual damos positivo. Tal vez veamos la vergüenza en los ojos de uno de nuestros hijos cuando nos pide que no bebamos o hablemos con sus amigos. Cada persona es diferente, pero tal vez por primera vez nos detengamos y pensemos. Quizá por primera vez intentamos dejarlo y nos damos cuenta de que no podemos. El lavado de cerebro dice que, si no eres un bebedor normal, debes de ser un alcohólico. (Ninguno de los dos estados existe realmente: recuérdalo). La información que obtenemos de internet parece confirmar nuestros peores temores. A saber, que probablemente eres alcohólico. No queremos cargar con el estigma de ser alcohólicos, así que sufrimos en silenciosa desesperación. Ahora intentamos negociar inventándonos reglas. Hemos perdido el control, y las reglas son una forma de intentar recuperarlo. Para acelerar el proceso, todo lo que necesitamos es mala suerte y una dosis adicional de angustia. Las cosas seguirán deteriorándose, convirtiéndose cada vez más en una pesadilla, hasta que dejemos de beber. Lo perdemos todo o morimos (como millones de personas cada año) por los efectos de la adicción al alcohol y la intoxicación crónica.

Cuento zen

Los monjes

Dos monjes caminaban por el bosque hacia su monasterio. Debían cruzar un río, en el que se encontraron llorando una mujer muy joven y hermosa que también quería cruzar, pero tenía miedo.

—¿Qué sucede? —le preguntó el monje más anciano.

—Ojalá pudiéramos ayudarte —se lamentó el más joven—. Pero el único modo posible sería cargarte sobre nuestros hombros a través del río, y nuestros votos de castidad nos prohíben todo contacto con el sexo opuesto. Lo lamento, créeme.

El monje más viejo se puso de rodillas y le dijo a la mujer:

—Sube.

Al llegar a la otra orilla, la mujer descendió y se alejó, y los monjes, sin decir palabra, continuaron su marcha al monasterio..., aún tenían por delante diez horas de camino.

El monje joven estaba furioso. No decía nada, pero hervía por dentro. Un monje zen no debía tocar una mujer, y el anciano no solo la había tocado, sino que la había llevado sobre los hombros.

Al llegar al monasterio, el monje joven le dijo:

—Tendré que decírselo al maestro. Tendré que informar acerca de lo sucedido. Está prohibido.

—¿De qué estás hablando? ¿Qué está prohibido?

—¿Ya te has olvidado? Llevaste a esa hermosa mujer sobre tus hombros —dijo el joven aún más enojado.

El viejo monje se rio y luego le respondió:

—Es cierto, yo la llevé. La dejé en la orilla del río, muchas leguas atrás. Pero parece que tú todavía estás cargando con ella...

BLOQUE 4

La mejor decisión de tu vida

En la mayoría de las decisiones que tomamos en nuestra vida hay algo de duda. Dejar el alcohol es una de las pocas decisiones que puedes tomar sin temor a equivocarte.

Fue, es y siempre será la decisión correcta. Además, aporta más paz y felicidad a nuestra vida.

Entonces, ¿por qué es tan difícil dejar de beber?

En nuestra Finca Las Bardas, criamos y trabajamos con caballos durante muchos años. En ocasiones y por diferentes motivos había que separar a los caballos. Para ello utilizábamos un «pastor» (una valla eléctrica). La valla en sí está hecha de una cinta de plástico blanca entretejida con alambres finos. La unidad de alimentación del pastor es portátil y se compone de una batería grande, un transformador y cables de conexión. La unidad da a la valla una tensión de salida de entre cuatro mil y cinco mil voltios. El amperaje es bajo, por lo que, aunque la descarga no te matará, es lo suficientemente desagradable como para que evites repetir la experiencia. Un caballo tiene que aprender lo que es un pastor. Lo hace cuando toca la valla por primera vez y recibe una fuerte descarga. Tras experimentarlo un par de veces, el caballo, comprensiblemente, evita el contacto con la valla. En épocas de mucho trabajo, no teníamos suficientes pastores, pero no era un problema: nos bastaba con desconectar la unidad de alimentación para utilizarla con otro animal. El caballo sigue rodeado de cinta blanca de plástico, pero no hay corriente eléctrica. Si quisiera, podría atravesar fácilmente la valla, pero trata la cinta como si estuviera electrificada. Imagínatelo: un caballo de cuatrocientos kilos, todo nervios, energía y músculos atrapado por una cinta de plástico; es decir, por una idea. En efecto, le lavábamos el cerebro al caballo. La libertad está a un paso, pero él se quedaba mirando la cinta blanca, paralizado, atrapado en su prisión imaginaria.

Como al caballo, nos lavan el cerebro una y otra vez. En nuestro caso, la valla eléctrica está formada por ideas parasitarias: la creencia de que el alcoholismo es una enfermedad que no tiene cura, que has nacido así, que un alcohólico no puede esperar nada mejor que un estado de recuperación, una especie de temerosa remisión; que las posibilidades de liberarse son escasas o nulas; que debes esforzarte al máximo y usar tu fuerza de voluntad para resistir la tentación de beber, día a día; que probablemente sufrirás horriblemente; que tendrás que sacrificar mucho. Peor aún, incluso si lo dejas, crees que nunca podrás disfrutar de la vida como un bebedor normal. Es más, incluso después de tanto esfuerzo y sufrimiento, es prácticamente seguro que fracasarás.

Este lavado de cerebro mata y elimina cualquier esperanza. Yo me creí esa mentira durante años. Yo era ese caballo. Si combinamos el lavado de cerebro de la valla eléctrica con la mentalidad de gallina, ¿qué esperanza queda? Muchas personas que siguen programas basados en los doce pasos dejan de beber a pesar del programa, no gracias a él. Tienen una fuerza de voluntad increíble. Yo no la tengo.

Piensa un momento: naciste libre de alcohol; antes de empezar a beber, no lo necesitabas ni lo echabas de menos; tu primer trago te supo horrible; nunca decidiste convertirte en un adicto al alcohol.

TODO LO QUE TIENES QUE HACER
PARA DEJAR DE BEBER ALCOHOL
ES NO BEBER MÁS ALCOHOL.

¿Por qué debería ser tan difícil?

El alcohol es una droga adictiva. Cualquier persona que beba habitualmente es un adicto al alcohol. Ya hemos comentado un aspecto del lavado de cerebro: quienes reconocen que beben más de lo que es bueno para ellos normalmente optarán por sufrir en silencio durante años, por miedo al estigma que conlleva ser un «alcohólico».

Pero ¿por qué debería ser tan difícil dejar de beber? No tienes que hacer nada, aparte de no beber alcohol. ¿Qué puede tener eso de complicado? ¡Nadie te obliga a beber! Emprendemos y tenemos éxito en tareas mucho más difíciles: aprendemos a bucear, a conducir un coche, a hacer malabares, a montar a caballo, a cocinar, a atarnos los cordones de los zapatos (¡bastante difícil al principio!). Tales actividades requieren el aprendizaje y la integración de todo un nuevo conjunto de habilidades mentales y físicas. Dejar de beber alcohol debería ser, al menos en teoría, más fácil que cualquiera de las actividades mencionadas. No tienes que hacer nada, solo no beber alcohol.

Es difícil dejar de beber porque el mapa mental (lavado de cerebro/ideas parasitarias) a través del cual percibes el alcohol, el mapa que utilizas para intentar encontrar una salida a tu situación, ha sido manipulado con la idea de volverlo más complicado. Al igual que el caballo y la valla eléctrica, estamos atrapados por creencias erróneas. Tales distorsiones de la percepción están respaldadas por intereses masivos que se benefician del tratamiento de la «enfermedad incurable», en particular la industria del alcohol y la industria de la «recuperación» (con un valor de unos treinta y cinco mil millones de dólares al año en Estados Unidos). Las distorsiones de este mapa mental nos enganchan jóvenes y nos mantienen así de por vida. Como resultado directo de tal manipulación, cada vez que pensamos en dejar el alcohol, sentimos un miedo que, a su vez, hace que surja una quejumbrosa voz que pregunta: «¿Qué haré para divertirme? ¿Qué haré para relajarme? ¡Qué vergüenza! ¿Qué dirán mis amigos? ¿Cómo viviré mi vida sin mi anestesia? ¡Es demasiado duro! ¿Cómo desconectaré de mi ansiedad? Perderé a todos mis amigos». Tenemos miedo porque no podemos imaginar cómo vamos a disfrutar de la vida o a afrontar el estrés si no se nos permite beber alcohol.

Por si eso no fuese suficiente, imaginamos que también tendremos que vivir para siempre con el horrible estigma de ser alcohólicos. Así pues, en vez de sentir una sensación de alivio y felicidad al dejar de beber, con la actitud «¡Gracias a Dios! Me he librado de esa pesadilla», dejamos de beber con una lúgubre sensación de pesimismo, miedo e incluso con un sentimiento de duelo. ¿Por qué lloramos? Irónicamente, por algo que no existe: una sola bebida. Sin embargo, como eso no existe, estamos, de hecho, deseando algo que en realidad no queremos. Esta es la vida de un adicto al alcohol que cree que es alcohólico y que tiene que dejarlo por pura fuerza de voluntad, añorando constantemente algo que no existe. Lo que realmente existe es la poca energía, las promesas rotas, el arrepentimiento, la lengua de trapo, las discusiones, los dramas, las celebraciones olvidadas, las mentiras que les contamos a los demás y a nosotros mismos, el autodesprecio, sentirnos enfermos y cansados todo el tiempo, estar ausentes en nuestras propias vidas y en las de nuestros seres queridos.

Intenté dejar de beber varias veces antes de encontrar por fin la forma de liberarme e independizarme del alcohol. Mis intentos iniciales estuvieron llenos de sufrimiento. Sentía como si me estuviera condenando a una vida de miseria y privaciones, a no volver a «divertirme» nunca más. Temía convertirme en un «triste pringado» sin amigos. Muchos lunes por la mañana juraba que dejaba de beber. (No era tan difícil, pues me encontraba fatal). Además, a medida que afloraban recuerdos parciales, sentía arrepentimiento u horror por lo que había hecho. Como la mayoría de los bebedores, sufría de «creencia esperanzada». Hice mi pacto con el diablo. Creía, erróneamente, que podía controlarlo. Creía que, aunque el alcohol tenía su parte negativa, también me proporcionaba algunos beneficios: me relajaba y me ayudaba a manejar el estrés; además, no podía imaginarme situaciones sociales sin él. Mientras creía que beber alcohol tenía auténticos beneficios, me resultó difícil dejarlo, si no imposible. ¿Por qué? Porque sentía que me obligaban a renunciar o a sacrificar algo. Es decir, ¿qué iba a hacer en su lugar?

En el momento en que me di cuenta de que no había absolutamente nada que sacrificar, nada a lo que renunciar y que el alcohol no me proporcionaba ningún beneficio genuino, ni uno solo (de hecho, todos los beneficios que creía recibir eran exactamente lo contrario de la realidad), entonces me resultó fácil dejarlo: fue lo más natural del mundo.

He hablado con muchos bebedores habituales (adictos al alcohol) con formación médica o científica que están de acuerdo con mi análisis. Admiten libremente que son adictos al alcohol, pero la idea de vivir sin beber les asusta más que vivir con alcohol. (Lo que no ven es que, irónicamente, todos sus miedos los causa el propio alcohol). Viven con la esperanza y el miedo de que sus frenos nunca los abandonen; de que serán capaces de no caerse de la cuerda floja por la que han decidido caminar. Las personas que no beben alcohol no sufren ninguno de estos miedos. Otros que también reconocen que beben más de lo que les conviene afirman no ser alcohólicos, sino pertenecer a una categoría denominada «dependientes del alcohol». Sería gracioso si no fuese tan triste. Un dependiente del alcohol es simplemente un adicto al alcohol con otro nombre. Otro triste eufemismo que aparece con frecuencia es el de «alcohólico funcional». En las divertidísimas palabras del cómico Robin Williams (él mismo un famoso adicto al alcohol):

«AFIRMAR QUE ERES UN ALCOHÓLICO FUNCIONAL ES COMO AFIRMAR QUE ERES UNA BAILARINA ERÓTICA PARAPLÉJICA: NO ES REALMENTE CREÍBLE; PUEDES HACERLO, PERO NO TAN BIEN COMO LOS DEMÁS».

Todos estos eufemismos nacen del miedo que crea la adicción al alcohol; no son más que patéticos intentos de racionalizar y minimizar nuestra adicción. Mientras seguimos racionalizando, excusando y justificando, en lugar de afrontar el problema, continuaremos haciéndonos daño a nosotros mismos y a los que nos rodean. Todo esto a cambio de absolutamente nada, a menos que cuentes la depresión, el arrepentimiento, las mentiras, el drama, la esclavitud, la vergüenza, la ansiedad, el hedor rancio de tu aliento y tu sudor, las promesas rotas o dejar las cosas para mañana como algo que merece la pena.

Permanecemos en el papel de víctimas hasta que encontramos el valor para hacer lo que tú estás haciendo ahora mismo: enfrentarte a la verdad y, a pesar de tu miedo, actuar. ¡Enhorabuena!

Gran cantidad de estudios han demostrado que consumir alcohol es una causa importante de cáncer, de enfermedades cardiacas, pancreáticas y hepáticas, o que causa daños cerebrales, entre otras cosas. Asimismo, han señalado que no existe un nivel «seguro» de consumo de alcohol. Se ha identificado como la droga más perjudicial de nuestra sociedad. Según las definiciones independientes actuales, debería considerarse una sustancia igual de peligrosa que la heroína o la cocaína.

BEBER ALCOHOL NO PROPORCIONA
NI UN SOLO BENEFICIO AUTÉNTICO.

Sencillamente, es una drogadicción. ¡No hay nada a lo que renunciar!

La mayoría de los adictos dejaron de beber porque odiaban vivir la vida de un adicto al alcohol y el daño que causaban a su salud, a sus amistades, a su familia, a sus hijos, a sus parejas… La lista es interminable. Todos los supuestos beneficios del alcohol, esas ideas parasitarias que nos inocularon con tanto éxito cuando aún éramos niños, se convierten en tentaciones contra las que deben luchar. Irónicamente, se resisten a cosas que sencillamente no existen. La sensación de sacrificio es el resultado intencionado del perverso lavado de cerebro al que nos sometieron a sangre fría.

Nacimos sin necesidad de consumir alcohol. Esa es la pura verdad. Ninguno de nosotros decidió convertirse en un adicto al alcohol (tuvimos que forzarnos). Antes de empezar a beber, no lo necesitábamos ni lo echábamos de menos. Sencillamente, los seres humanos no necesitamos el alcohol. La verdad es, siempre ha sido y siempre será que no hay absolutamente nada que sacrificar, nada a lo que renunciar.

Sin embargo, si no ves y si no aceptas este hecho, si sigues con la idea de que te están obligando a sacrificar algo —cuando en realidad es exactamente lo contrario: te estás liberando de la pesadilla de la esclavitud al alcohol ganando mucho en el proceso: tu vida, todo—, entonces, tristemente, te irás a la tumba sin darte cuenta ni una sola vez de que en realidad eres libre. ¡Qué desesperadamente triste! Piénsalo: los años y años de sufrimiento causados ¿por qué? ¡Causados por anhelar y añorar algo que tú mismo no quieres tener! ¿No es esto absurdo? Piensa por un momento, ¡el resto de tu vida añorando algo que tú mismo esperas no tener nunca más! ¡Es difícil imaginar una actitud más propensa a causar sufrimiento! ¡Hablar de arrebatar la derrota de las fauces de la victoria!

A menudo me dicen: «Vale, entiendo todo eso. Comprendo que no hay nada que sacrificar, pero dime: ¿cuándo me sentiré libre e independiente del alcohol? ¿Cuándo me sentiré como un no bebedor, en vez de como alguien en recuperación?».

La mejor forma de responder a esa pregunta sería hacerte otra: ¿cómo se siente una persona que no come mangos? En otras palabras, una persona no-comedora de mangos. Tu respuesta probablemente sería: «Normal, imagino». Ahora déjame que te haga la siguiente pregunta: ¿cómo se siente una persona que se muere de ganas de comer un mango, pero no se lo permite? La respuesta es obvia. Esa persona se sentirá mal porque se sentirá privada de algo que quiere, pero no puede tener.

NO HAY NADA A LO QUE RENUNCIAR... ¡ACÉPTALO!

Una vez que te hayas liberado de la trampa, y comprendas y aceptes su verdadera naturaleza, entonces ¿por qué demonios ibas a necesitar pasar el resto de tu vida intentando resistir la tentación de tirarte dentro nuevamente?

Repito: una vez que ves toda la estafa del alcohol como lo que realmente es, es fácil dejarlo y permanecer felizmente sin beber durante el resto de tu vida. Solo el lavado de cerebro es lo que nos impide verlo.

Tenlo claro, no lo deciden tus genes; todo tiene que ver con las ideas parasitarias. Los adictos al alcohol señalan el sufrimiento de los demás como prueba de que es difícil o imposible dejarlo, pero lo que pasamos por alto es que los demás también son víctimas de las mismas ideas parasitarias. Confundimos causa y efecto. Es creer en las ideas parasitarias lo que causa el sufrimiento. Recuerda que dentro de la caja de la adicción percibimos las cosas al revés. Tu sufrimiento confirma tus creencias. Así pues, debe de ser verdad. Se convierte en una profecía autocumplida: el problema del huevo y la gallina. De lo que no nos damos cuenta es que el sufrimiento es totalmente autoinfligido y está provocado por la sensación de sacrificio. Y es bastante irónico, porque en realidad no hay nada que sacrificar.

A esto hay que sumar nuestros propios intentos de dejarlo durante un tiempo; «renunciar» durante una semana o un mes para demostrar que teníamos el control. O puede que hayamos tenido la experiencia de sufrir una noche aburrida en una fiesta porque teníamos que conducir y no podíamos beber. Tal vez en esas ocasiones sentimos que nos falta algo. Ahora, cuando empezamos a pensar en vivir sin alcohol, imaginamos que nos sentiremos fatal el resto de nuestra vida, es decir, ¡para siempre! Y lo que es más: ¡nunca seremos libres! Esa es la raíz del miedo que mantiene a tantas personas enganchadas al alcohol: el temor a una vida llena de sufrimiento y a que nunca seremos libres.

Así pues, con la recuperación o, más exactamente, con dejar de beber «por cojones», es decir, con la fuerza de voluntad, ¿qué hacemos? Empezamos con una terrible sensación de inminente fatalidad, solo de pensar en todo el sufrimiento que nos espera.

En vez de dejar de beber y celebrarlo, con la actitud de «¡Genial! Por fin puedo dejar de destruirme sistemáticamente a mí mismo y a mi vida con ese veneno tóxico adictivo, ¡por fin soy libre!», en vez de sentirnos aliviados, emocionados, liberados, empoderados y motivados, creamos sufrimiento autoinfligido, admitimos la voz quejumbrosa. Esperamos que si aguantamos el sufrimiento (autoinfligido) el tiempo suficiente, entonces, con suerte, con el paso de los años, el sufrimiento se reducirá gradualmente hasta un nivel que podamos tolerar. O esperamos que tal vez las ganas de beber desaparezcan algún día e incluso podamos sentirnos libres. En eso consiste la recuperación.

Imagina la siguiente situación: te enteras de que un amigo tuyo consume heroína. Te preocupa y le preguntas si está enganchado. Te responde: «Por supuesto que no. No tengo ningún tipo de problema con la heroína. Solo la consumo de vez en cuando, por las noches, para relajarme, a menudo los fines de semana y en ocasiones especiales, pero no todo el tiempo. De hecho, hace poco estuve una semana sin tocarla. No tengo ningún problema. Es más, nunca consumo heroína antes del mediodía y jamás la tomo solo. Créeme, no tengo ningún problema con la heroína». ¿Cuál sería tu reacción? ¿Creerías que la tiene bajo control y que puede consumirla siempre que quiera sin volverse adicto? En fin, creo que más bien pensarías: «Claramente, vive engañado». Te darías cuenta inmediatamente de que el pobre hombre es adicto a la heroína y solo intenta convencerte a ti y a sí mismo de que no lo es.

Lo único cierto es que todos los bebedores habituales de alcohol están enganchados; lo que ocurre es que nadie, especialmente los bebedores, quiere reconocerlo. Mientras todos seamos cómplices y sigamos voluntariamente ciegos, no tendremos que enfrentarnos al miedo al estigma de «enfermedad incurable» y a una vida sin alcohol. Es más sencillo aceptar el lavado de cerebro y ver como «normales» a las personas, familias y sociedades condicionadas y dañadas por el alcohol.

OLVIDAMOS QUE EL MIEDO ES CAUSADO POR EL ALCOHOL, NO ALIVIADO POR ÉL.

En Londres, en el siglo XVIII, era normal beber cerveza en vez de agua. Los suministros públicos de agua estaban tan contaminados que con frecuencia eran fuente de enfermedades horribles como el cólera. En comparación, el agua para fabricar cerveza se hervía dos veces y, por tanto, era más segura que el agua corriente. Imagina vivir en una sociedad en la que todo el mundo bebía cerveza todo el día y en la que tal cosa se consideraba normal. Una locura, ¿no?

En la sociedad occidental moderna, alrededor del 80 por ciento de la población adulta bebe alcohol, aunque esta cifra está disminuyendo, sobre todo entre los bebedores más jóvenes (menores de veinticinco años). Por fin, beber alcohol está cada vez menos de moda, un hecho que me alegra enormemente.

Nos han condicionado y manipulado para que veamos el consumo generalizado de alcohol y la adicción como algo «normal», una diversión de adultos, nada peligroso, salvo para esos tristes alcohólicos. Es más, cualquiera que no beba alcohol es sospechoso, un bicho raro. Supongo que, en cierto sentido, es normal, pero solo en el mismo sentido en que beber cerveza en lugar de agua era «normal» en el Londres del siglo XVIII, o lo era añadir sales de plomo al vino para conservarlo y endulzarlo en la antigua Roma, a pesar de la locura que producía. En otras palabras, «normal» significa normal solo en el sentido de que «todo el mundo» lo hace. Pero el hecho de que «todo el mundo» crea en algo o que «todo el mundo» haga algo no lo convierte necesariamente en algo verdadero, deseable o beneficioso.

Me encontré con una situación similar en los años ochenta, cuando visité el Yemen varias veces por negocios. En ese país, el khat es una droga muy popular y ocupa un estatus muy similar al que tiene el alcohol en la sociedad occidental, en el sentido de que un porcentaje similar de la población lo consume. Como observador externo, me parecía que todo el mundo trabajaba media jornada, ya que lo que realmente querían era volver corriendo a casa para sentarse a masticar khat. Al trabajar allí, no pude evitar darme cuenta de lo subdesarrollado que estaba el Yemen y de lo difícil que parecía la vida para muchos de sus habitantes. Desde fuera, tenía la impresión de que el omnipresente consumo de khat obstaculizaba el desarrollo del país. Hace poco, leí un informe según el cual los yemeníes sufren ahora una grave escasez de agua, agravada por el hecho de que más del 40 por ciento de los ya escasos recursos acuíferos del país se dedican al cultivo del khat. Si preguntas a alguien sobre el problema del khat, probablemente te miren de forma indiferente; al fin y al cabo, es «normal», «es lo que hace todo el mundo», «es nuestra cultura», «es nuestra tradición». ¿Te suena?

Antes he escrito que el alcohol huele fatal. Puede que una parte de ti no estuviese de acuerdo. El alcohol no huele tan horrible para alguien que es adicto a él, igual que el humo del cigarrillo huele bien para un fumador (adicto a la nicotina) y repugnante para todos los demás. Si no eres adicto al alcohol, huele asqueroso. El año pasado mi hijo organizó una barbacoa en nuestra casa. Salí al porche y vi un vaso de cerveza sobre la mesa. Por curiosidad morbosa lo cogí y lo olí. El olor era tan repelente que casi me provocó arcadas. Los sistemas de defensa de mi cuerpo funcionan bien.

Para que quede claro, todas las bebidas alcohólicas están formadas por solo tres componentes:

1. **La droga.** La droga tóxica y adictiva: alcohol etílico. Beberlo en su forma pura es casi imposible. Un vasito de alcohol puro probablemente te mataría; te dejaría en coma y te provocaría un fallo hepático.

2. **El disfraz.** Los aromatizantes, aditivos y otras sustancias químicas utilizadas para disimular el horrible sabor. Suelen utilizar fruta o alguna sustancia parecida, o una síntesis química de una fruta. Esto incluye sustancias como el café y el chocolate para los bebedores más jóvenes.
3. **Las mentiras.** La propaganda y las ideas parasitarias que suelen interpelar directamente a tu ego: la cerveza es divertida; el vino es para el bebedor más refinado; las cosas más fuertes son para el juerguista o para el que tiene mucho éxito (piensa en el whisky). Ya te haces una idea.

El más insidioso de estos tres elementos es el tercero, es decir, las mentiras, la propaganda y las ideas parasitarias. En otras palabras, la manipulación cínica de tu percepción que te hace desearlo en los principios te engancha y te mantiene enganchado.

Resumen

Dejar de beber debería ser muy sencillo. Lo único que tienes que hacer es no volver a beber alcohol. Sin embargo, los años de lavado de cerebro y los miles de exposiciones a las ideas parasitarias hacen que cuando pensamos en dejar de beber nos paralicemos de miedo. Asociamos el miedo a no beber. Irónicamente, el miedo lo provoca el alcohol. Las personas que no beben simplemente no sufren estos miedos. Las ideas parasitarias también nos hacen sentir que nos vemos obligados a renunciar a algo: un placer, una ayuda. Así pues, además del miedo, también tenemos una sensación de sacrificio.

La maravillosa verdad es que no hay absolutamente nada a lo que renunciar, el alcohol no proporciona ni un solo beneficio genuino, ¡ni uno!

1
¿Qué pasa con los beneficios de beber alcohol?

He hablado mucho sobre la propaganda, el lavado de cerebro y las ideas parasitarias. Ha llegado el momento de echarle un vistazo a esos supuestos beneficios:

- Es una manera de quitar la sed. Nos ayuda a mantenernos hidratados.
- Bebemos alcohol por su maravilloso sabor.
- Es un placer genuino (es un lubricante social, divertido).
- Es una «muleta» válida (ayuda a aliviar el estrés, a desconectar, etc.).

¿De verdad el alcohol quita la sed?

¿Qué es la sed? La sed son las ganas de tomar fluidos potables (agua). Viene del instinto básico que tienen los animales de beber. Es un mecanismo esencial para la supervivencia.

La deshidratación continua puede causar enfermedades crónicas y agudas, normalmente asociadas a trastornos renales y neurológicos.

La sed es un mecanismo que hemos desarrollado mediante la evolución para mantenernos hidratados. Ese es su objetivo.

El alcohol es un diurético, lo que significa que incrementa las cantidades de orina producidas y eliminadas. En otras palabras, aumenta la velocidad a la que expulsamos el agua de nuestros cuerpos. A su vez, esto causa deshidratación, haciendo que tengamos más sed, que es, mmm..., exactamente lo opuesto a quitar la sed.

Cuando yo bebía alcohol, especialmente cuando era joven, podía tomar unas diez pintas y destilados como ron y Coca-Cola (todo en una misma noche; durante cinco, seis o siete horas). Sé por experiencia que no puedo beber su equivalente en agua en la misma cantidad de tiempo. Lo he intentado y soy consciente de que beber más de cuatro litros de agua en un periodo de dieciséis horas es difícil para mí. Así pues, ¿cómo podía tomar tanta cerveza en tan poco tiempo (entre cinco y siete horas)? Porque el alcohol es un diurético.

No debería subestimarse la deshidratación provocada por el efecto diurético del alcohol. Es lo que causa esos horribles dolores de cabeza punzantes de la resaca, esa sensación de debilidad, de cansancio. Tu cerebro se ha desecado; literalmente, se ha marchitado como una pasa. El efecto diurético del alcohol es tan potente que incluso la cerveza, que suele tener un 5 por ciento de alcohol por volumen, más o menos, no solo te hará orinar el otro 95 por ciento que es el agua de la cerveza, sino que también agotará las reservas de agua de tu cuerpo. Acabas ligeramente más deshidratado, lo que hace que tengas más sed, por lo que bebes más cerveza. El diurético te provoca sed al mismo tiempo que te da la ilusión de satisfacerla, y acaba por darte más sed. Piensa en esto un momento: ¡te bebes cinco litros de agua y acabas deshidratado! ¡Un negocio redondo: vender a la gente una bebida que da más sed!

Si en un día caluroso bebes una cerveza fría, el frío de la cerveza, combinado con sus burbujas y el hecho de que esté mojada, puede crear la ilusión de saciar tu sed. Sin embargo, el verdadero efecto es deshidratarte aún más. Si quieres determinar hasta qué punto «quita la sed» un alimento o una bebida, consúmelo a temperatura ambiente. La cerveza, la Coca-Cola, la leche y los helados solo saben bien si están tan fríos que no se pueden saborear. La cerveza, las bebidas gaseosas y la leche saben bastante mal a temperatura ambiente (digamos unos 25 °C).

Por lo contrario, el agua o frutas como el melón, el mango y la sandía, entre otras, refrescan y sacian la sed a una temperatura normal. Muchas frutas están llenas de agua. El agua quita la sed incluso a temperatura ambiente. De hecho, así es como suelo beber mi agua.

Hemos evolucionado para beber agua; el agua es imprescindible para la vida. Sin embargo, nos han lavado el cerebro para ver el agua como algo «aburrido». Pero pregúntate: ¿a quién beneficia la creencia de que necesitas tomar agua aromatizada cargada de azúcar, saborizantes químicos, gas? Algunas personas están tan condicionadas, les han lavado tanto el cerebro, que simplemente se niegan a beber agua. ¿No es triste? Mi forma preferida de saciar la sed es bebiendo agua. Está deliciosa (sobre todo si tienes sed). Es barata o incluso gratis. Está ampliamente disponible y va de maravilla para saciar la sed.

¿Qué hay del sabor?

El hecho es el siguiente: no bebemos bebidas alcohólicas por el sabor que tienen, sino por el alcohol que contienen. La mayoría de los bebedores tienen su bebida alcohólica preferida; se quedan con la bebida que menos asco les da y no porque tenga un sabor delicioso.

Existen bebidas alcohólicas que no saben tan mal, pero el sabor que disfrutamos mientras las bebemos no es el del alcohol, sino el de las cosas que utilizan para disfrazar el sabor del alcohol, porque este es muy tóxico. El mecanismo de supervivencia de nuestro cuerpo lo reconoce como tal. Por eso el alcohol no disimulado sabe tan mal.

Le planteé esta idea a un enólogo (uno de los muchos que han acudido a mí para dejar de beber). Fue el primer experto en vino que traté en aquella época. Le dije que, aunque la elaboración del vino fuese altamente especializada y cualificada, no era más que una forma de disfrazar el sabor del alcohol, porque, al fin y al cabo, de lo que se trataba era del alcohol. Me preparé para una discusión, pues él era un experto. No se inmutó y me dio la razón.

Recuerda tus primeras bebidas alcohólicas. ¿Eran deliciosas? Lo dudo mucho. La mayoría de mis clientes las recuerdan como extrañas, asquerosas o de sabor poco agradable. Cuando probé mi primera bebida alcohólica, me emocioné al sentirme tratado como un «adulto». Sentía que, a pesar del horrible sabor, tenía que seguir bebiendo, ya que formaba parte de ser adulto.

Un matrimonio que conocemos siempre tomaba su bebida «especial». Primero fue Kalhua, luego Baileys. No se puede percibir el alcohol en estas bebidas. Lo convirtieron en su pequeño ritual. Sin embargo, me he dado cuenta de que cuando llegaba la hora de tomar su «copa», si no estaba disponible su bebida favorita, les valía con vino o cualquier otra bebida alcohólica. He oído cómo decían que el vino que bebían estaba un poco ácido o fuerte, o simplemente que era un poco mediocre (otra forma de decir que no sabe bien). Pero ¿dejaban de beberlo? Por supuesto que no. Lo que querían era el alcohol. Si el sabor del alcohol puede disimularse de forma agradable, genial. Si no, se tolera el sabor poco agradable de otras bebidas, siempre que contengan alcohol. Este comportamiento no tiene nada de extraordinario. La última vez que estuve con ellos, la mujer bebía varias copas grandes de vino tinto cada noche. También me di cuenta de que las tareas y las actividades familiares se organizaban en torno a la bebida.

¿Alguna vez has ingerido una bebida alcohólica incluso si no te gustase su sabor? Si es así, no eres el único. Pero ¿por qué bebería alguien algo si no le gusta el sabor, a menos que este no sea tan importante? Hace muchos años (en los setenta), unos amigos y yo fuimos de vacaciones a un remoto pueblo de una isla griega. No disponíamos de nuestras bebidas alcohólicas habituales, así que acabamos bebiendo retsina (vino aromatizado con resina de pino) y ouzo (un licor anisado elaborado con mosto de uva, los restos de la vinificación). Para nuestros paladares no iniciados, estas bebidas sabían mal, pero no había mucho más y pronto nos acostumbramos a su sabor, tanto que al final de nuestras vacaciones empezamos a considerarnos aficionados. Incluso me llevé algunas botellas a casa. Sin embargo, una vez en casa, donde disponíamos de nuestras bebidas habituales, olvidamos rápidamente nuestro nuevo gusto por la retsina y el ouzo. Aquellas tres botellas (dos de ouzo y una de retsina) permanecieron ignoradas, olvidadas en la estantería de un armario de la cocina. Unos dieciocho meses después, tras una noche de fiesta con esos mismos amigos, eran las tres de la madrugada y ya nos habíamos bebido todas las bebidas alcohólicas de la casa. Entonces echamos mano de esas botellas. Francamente, sabían tan mal como la primera vez que las bebimos, pero tenían lo que todos buscábamos: ¡alcohol!

Un inglés, antiguo conocido nuestro y que se daba ciertas ínfulas, se consideraba un buen juez de los buenos vinos y licores. Su preferencia era el whisky de malta añejo, cuyas virtudes le encantaba ensalzar, pero si no había ninguno disponible, como ocurría a menudo, bebía cualquier bebida alcohólica disponible. A pesar de todas sus pretensiones, a la hora de la verdad el sabor no era tan importante como el alcohol.

Tal vez pienses que exagero. Comparemos por un momento el alcohol con algo que todos estamos de acuerdo en que es un verdadero placer: la comida. A mí, por ejemplo, me encanta la fruta. Mi fruta preferida es el mango maduro, pero si probase un mango que me supiese mal, no seguiría comiéndolo solo porque es un mango. Si me invitan a una fiesta, pero no hay mangos, voy igualmente. No siento ansiedad ni privación.

Cuando hablo de esto, la gente me dice que me estoy equivocando, que algunos gustos son lo que se conocen como «gustos adquiridos». ¿Qué significa eso exactamente? Quiere decir que no te gustaba en un principio. Has tenido que trabajar para adquirirlo. Dicho de otro modo, lo que ocurre en realidad es que primero nos enganchamos y luego tenemos que enseñar a nuestra mente y a nuestro cuerpo a volverse inmunes al horrible sabor, para que finalmente podamos conseguir la droga (alcohol) con la mínima molestia.

El alcohol sabe horrible. Es un veneno. De hecho, la mayoría de los licores o bebidas fuertes tienen un 40 por ciento de alcohol. Todas están aromatizadas. Tienen que estarlo. Reconozco que hay gente que bebe licores como el vodka o el whisky solos. Yo lo he hecho. Forma parte de la cultura del gran macho bebedor. El hecho de que sepa horrible y de que se necesiten pelotas para beberlo forma parte del atractivo. Incluso he estado en fiestas en las que la gente esnifaba vodka (yo incluido). No era agradable, pero de eso se trataba.

Si echamos un vistazo al supermercado o al bar lleno de jóvenes de nuestro barrio, lo normal es encontrar una proliferación de bebidas alcohólicas con sabor a fruta y chocolate o cócteles alcohólicos ya preparados. No hace tanto tiempo estas bebidas sencillamente no existían. Como he mencionado antes, aquí en España también hay bebidas sin alcohol, como el «champín», un sustituto del champán sin alcohol para que los niños se acostumbren a la parafernalia y los rituales asociados al alcohol. Estos cumplen la misma función que los cigarrillos dulces que normalizan fumar. Estas bebidas forman parte del esfuerzo de marketing de la industria del alcohol para conseguir que los adolescentes (en muchos aspectos, todavía niños) beban y aumenten así sus posibilidades de engancharse al alcohol. Se han diseñado específicamente para «reducir la barrera de resistencia» de adolescentes y niños. Es mucho más fácil que un niño empiece a beber y se enganche a una bebida alcohólica con sabor a fruta, chocolate o café, es decir, que no sabe a alcohol. Es un modo de engañar las defensas del organismo. Otra estrategia ideada por algún comercializador cínico y avaricioso ha sido desarrollar productos «para niños» con alcohol, como galletas o caramelos que tienen un sabor similar al de una bebida alcohólica (otra táctica para reducir la barrera de resistencia). La industria del alcohol comprende mejor que nadie el camino hacia la adicción. Entienden que si un joven prueba bebidas alcohólicas tradicionales como la cerveza, el vino o el whisky, el sabor le parecerá tan horrible que muchos no harán el esfuerzo de superar su repulsión inicial y, por tanto, es mucho menos probable que se enganchen, que se vuelvan adictos. No nos equivoquemos: estas bebidas están ahí para enganchar a los niños. Suelen tener una graduación alcohólica superior al 12 por ciento y son las más populares entre las chicas de catorce a dieciocho años. La cínica ecuación empleada por la industria del alcohol es que cuanto más fácil se lo pongas a los jóvenes, más probabilidades hay de que se enganchen. Por mucho que intentemos convencernos de que bebemos por el sabor, no deja de ser una tontería. Hay muchas cervezas, vinos y zumos de fruta sin alcohol que saben igual o incluso mejor que su homólogo alcohólico. A menudo les digo a mis clientes: «Si realmente bebes por el sabor, ¿por qué no te pasas a los sustitutos sin alcohol?». Suelen responder: «No es lo mismo». Pues claro que no, ¡no llevan alcohol! Lo que quieres es el alcohol, no el sabor.

Sería como ofrecer una cura para la adicción a la heroína en la que el adicto se inyectase solución salina. No funcionaría, ¿verdad? Aunque el heroinómano pudiera entregarse a todos los rituales de la adicción a la heroína, simplemente no sería lo mismo, ¿verdad? Porque no hay heroína.

Quizá la mayor parte del lavado de cerebro sea la trampa elitista. Ocurre con todas las drogas. Con la nicotina nos encontramos con la estupidez de las marcas exclusivas y de los puros finos. Con los cocainómanos, damos con la parafernalia absurda de esa gente que emplea pequeñas cucharas de oro o tubitos en lugar de un billete enrollado.

Lo mismo ocurre con el alcohol. Se dicen más estupideces sobre el vino y los puros que sobre casi cualquier otro producto que yo conozca. Para empezar, no se puede demostrar objetivamente que un vino o un puro sea mejor que otro. Es algo totalmente subjetivo. (¡Una verdadera suerte para los expertos!). Objetivamente, ambos son repugnantes y peligrosos. Muchos experimentos han demostrado que, en catas a ciegas, más del 90 por ciento de los aficionados al vino no pueden distinguir entre cosechas «inferiores» y «superiores». Sin embargo, si se les dice que un vino es más caro que otro, incluso cuando según un enólogo, en realidad, se trata exactamente del mismo vino, esas personas suelen expresar su preferencia por el vino más caro. Somos como borregos sin cerebro. Y que conste que yo he formado parte de esa rueda. El objetivo del lavado de cerebro elitista es intentar convencer a quienes pueden permitírselo de que no beben para drogarse con alcohol, sino que su motivación es otra, mucho más elegante y sofisticada: apreciar las cosas buenas de la vida. Abre los ojos. No es más que la industria del alcohol jugando al timo del «nuevo traje del emperador». ¿Conoces la historia, que cuenta, entre otros, Hans Christian Andersen?

> Érase una vez un emperador que, como muchos otros, era vanidoso y tenía un ego descomunal. Le encantaba la ropa y dedicaba mucho tiempo y dinero a vestirse, hasta el punto de que los asuntos de Estado sufrían su falta de atención. Dos estafadores le convencieron de que les pagase para que le confeccionaran un traje con los mejores materiales. Explicaron al emperador que este material era tan especial que solo podía ser apreciado por las personas más cultas, inteligentes y finas. En realidad, no hacen nada, sino que fingen ocuparse con el tejido, el corte y la costura; en cada fase de la supuesta elaboración del traje le preguntan al emperador qué le parece todo aquello. Como el emperador no quiere parecer estúpido, inculto o vulgar, se muestra de acuerdo con ellos en que el material y el estilo del traje son realmente excepcionales. Todos los cortesanos del emperador podían ver que, en realidad, no había traje alguno, pero no quisieron ponerse en

> peligro discrepando con el emperador. Toda la estafa se viene abajo cuando el emperador pasea en procesión por la ciudad, rodeado de sus funcionarios. Las calles estaban flanqueadas por sus ciudadanos, que siempre le han aclamado. De repente, un niño de la multitud, libre de ego y miedo, gritó: «Mirad, el emperador no lleva ropa». «Dios mío», dijo el padre del niño. Luego se volvió hacia su vecino. «Escucha lo que ha dicho este niño», susurró, repitiendo el comentario del crío. Una persona susurraba a otra y así sucesivamente. Pronto todos gritaban: «¡Pero si no lleva nada puesto!». Y el emperador desnudo se sintió humillado y se estremeció. Sabía que tenían razón, pero nunca podría admitirlo. Así pues, siguió con el desfile, más orgulloso que nunca. Los altos funcionarios le siguieron, llevando el dobladillo de una capa que nunca había estado allí.

La industria del alcohol vende su mensaje a tu ego, algo que ayuda a justificarte tu adicción. Es su forma de convertirte en un pavo o en un cochinillo que vota feliz y entusiasmado a favor de la Navidad.

No te dejes engañar ni por un momento. Se trata de la droga, el alcohol. Por mucho que intenten convencernos de que es cuestión de apreciar las cosas buenas de la vida, siempre se trata del alcohol. Si la industria puede añadir un poco de estatus, se acaricia la vanidad de los adictos. Actualmente, en España existe una moda (creada por la industria del alcohol y sus publicistas) sobre la correcta apreciación del gin-tonic. Para mí, hay algo desesperadamente triste en escuchar a una persona, por muy inteligente que sea, que intenta ganar prestigio repitiendo como un loro lo que ha leído en el suplemento del domingo sobre la ginebra: la forma correcta de servirla, lo fundamental que es la forma adecuada del vaso, la cantidad correcta de hielo, los pros y los contras de las diferentes tónicas y otros aromas. El artículo lo pagó y lo colocó ahí la industria del alcohol. Contrariamente a lo que se cree el «loro», no era información, sino marketing. Experimento vergüenza ajena escuchando a estos cómplices involuntarios de una industria que los ha esclavizado.

Hubo algo que me llegó al alma cierto día en que salía de la estación de metro de Moncloa, en Madrid. Me fijé en un vagabundo que bebía de un tetrabrik de vino tinto y fumaba colillas que había encontrado en el suelo. Observándole, me di cuenta de lo bien que había elegido su sitio. Está prohibido fumar en el metro, por lo que muchos viajeros tiran sus cigarrillos al entrar en la estación, aunque apenas los hayan consumido. El vagabundo parecía contento, como era de esperar, ya que contaba con un abundante suministro de excelentes colillas y vino tinto barato: nicotina y alcohol, las dos drogas que necesitaba para sentirse menos alterado. (Sin olvidar que fueron esas drogas las que causaron su estado de desasosiego en los inicios). Mientras le observaba, me pregunté cuál era la diferencia entre este vagabundo que bebía de su cartón de vino tinto y fumaba colillas de otras personas y la gente más acomodada que se cruzaba con él por la calle, que le miraba con mala cara, pero que más tarde se fumaba un «buen» puro (una contradicción, por cierto: no existe el buen cigarro) y se bebía un «buen» vino que costaba cien veces más del que consumía el vagabundo. Pues bien, la diferencia es muy sencilla: el dinero.

Una vez tuve una clienta, una heredera que se pasó todas nuestras sesiones intentando convencerme a mí y a los demás de que, aunque, como todo el mundo, no podía dejar de beber alcohol (con sus indeseados y adversos efectos secundarios), ella no era como los demás adictos al alcohol. Como prueba de ello, insistía en que solo bebía cierto vino blanco italiano que costaba doscientos treinta euros por botella. Incluso tenía cajas de ese vino guardadas en sus restaurantes favoritos porque, como insistía una y otra vez, era lo único que bebía. La industria del alcohol se nutre de la fragilidad del ego humano. Cuanto más dinero tienes, mayor es la posibilidad de que te conviertas en un iluso, inseguro y egocéntrico imbécil que paga cien veces más de lo que necesita para aliviar las ganas, al tiempo que mima su ego. La felicidad, la paz y la conexión están dentro de ti y no se pueden comprar, tengas el dinero que tengas. El problema de esa señora no era distinto al del vagabundo de la calle, feliz con su cartón de vino barato y sus pitillos recuperados; ella pagó una fortuna por su autoengaño particular; el vagabundo, simplemente, no podía permitírselo. Cuanto más estés dispuesto a gastar en tu adicción, más fácil te resultará disimularla ante los demás y ante ti mismo. Al fin y al cabo, no es más que un timo que alimenta el ego.

Soy igualmente culpable. He caído en esta trampa. Nunca me ha gustado el sabor del vino; de todas las bebidas alcohólicas posibles, era la que menos me apetecía beber. Dicho esto, me gastaba cientos de libras en irme de fin de semana para aprender a catar y apreciar el vino. En realidad, estaba pagando para que me adoctrinasen con los prejuicios de otra persona. En el fondo, quería convertirme en miembro de un club de élite. La industria del alcohol nos tiene realmente el cerebro lavado con esa charlatanería elitista. He escuchado a hombres adultos e inteligentes decirme que un buen vino o un buen puro son como una mujer hermosa. No sé qué tipo de vida llevan ni qué clase de mujeres conocen, pero lo siento por ellos si realmente piensan así.

El lavado de cerebro puede hacernos creer y decir con la mayor de las convicciones las cosas más estúpidas.

¿Y qué pasa con todos los maravillosos efectos placenteros?

Te oigo decir: «¡Sé que el alcohol es una mierda, sé que es peligroso, pero tienes que admitir que beber alcohol es placentero!». Y probablemente estés pensando: «¡Ajá! ¡Ahora estamos llegando al meollo del asunto! Geoffrey, simplemente no puedes negar que beber alcohol es placentero (al menos al principio)».

Definitivamente, beber alcohol provoca cambios en nuestro

cerebro. Pero ¿podemos decir que ese efecto puede llamarse realmente placer o felicidad? ¿El alcohol realmente nos hace felices?

He visto a muchas personas actuar bajo el efecto de la droga que consumen. Observar a alguien que está drogado cuando tú no lo estás te da una perspectiva mucho más clara del efecto de la droga, sobre todo si lo comparas con una situación en la que tanto tú, el observador, como el observado estáis drogados. No sé si alguna vez has tenido la desgracia de encontrarte hablando con personas que están «colocadas» (es decir, que han tomado mucha cocaína). Venga hablar y hablar, regalándote salpicaduras de su saliva, mientras te dan la charla. Evidentemente, no se dan cuenta de lo aplastantemente aburridas que se han vuelto. Su comportamiento no les parece algo inusual. Cuando se los observa, «feliz» no es el adjetivo que te salta a la mente.

Imagina que tienes delante de ti dos personas: una persona está verdaderamente feliz y con alegría mientras que la otra persona está borracha o algo colocada. Nunca las confundirías, ya que claramente están en dos estados radicalmente diferentes.

Mientras trabajaba con heroinómanos, los vi bajo los efectos de pequeñas dosis de heroína (lo justo para aliviar el mono) y bajo dosis mayores (cuando estaban completamente aplastados, destrozados). En ningún momento pensé: «¡Qué suerte tienen! Ojalá pudiera ser tan feliz como ellos». He experimentado algo parecido con el alcohol, sobre todo en ciertos entornos sociales que tal vez puedas imaginar. En una fiesta, todo el mundo empieza de forma civilizada y amistosa; algunas personas son interesantes, otras no tanto. A medida que la fiesta avanza, las voces se alzan y las conversaciones se tornan cada vez más incoherentes. Se produce esa especial risa alcohólica, creada por la ilusión de bonhomía y humor. Suena poco natural y a veces algo forzada. Si una pareja tiene problemas, pronto saldrán a la luz: las palabras duras, el coqueteo provocativo, el habla arrastrada, la falta de coordinación, la mezquindad; luego, las lágrimas, incluso las peleas. Muchas de estas personas son adorables, divertidas y atractivas cuando están sobrias; pero cuando están borrachas, la persona que conocemos y queremos parece desaparecer. Incluso si les preguntas al día siguiente sobre su comportamiento, es probable que cualquier recuerdo que tengan de la noche sea incompleto o simplemente inexistente.

Todas las drogas que crean adicción funcionan igual. Todas crean una sensación de vacío. Entonces, el adicto consume más droga para intentar llenar el vacío que la propia droga ha provocado: no hay nada a lo que renunciar.

La principal razón por la que un heroinómano se dosifica con heroína es para aliviar los síntomas intensamente incómodos provocados por la retirada de la heroína. A veces, los heroinómanos describen su aturdimiento con heroína como algo placentero. Desde fuera (desde la perspectiva de un no-heroinómano), cuando se observan sus meneos de cabeza, la persona no parece feliz; parece drogada, estupefacta, aplastada, destrozada, no presente, lamentable. Observar a heroinómanos drogados me provoca muchos pensamientos y sentimientos diferentes, pero en ningún momento me genera envidia. Observando el «antes y el después» de alguien que se «inyecta» o «persigue al dragón», (es decir, la tensión y la ansiedad antes de la dosis, comparadas con el alivio que sigue), puedes ver claramente que el aspecto más placentero para el adicto es poner fin al malestar, la irritación y el sufrimiento que causa el mono.

Lo mismo sucede con el alcohol. Hace algún tiempo, conducía por Madrid a primera hora de la tarde. Mirando a mi alrededor mientras esperaba en un atasco, me llamó la atención un hombre de mediana edad. Llevaba un traje gris caro, pero un poco desarreglado; su corbata estaba algo torcida, se movía con cierta inestabilidad y tenía una gran sonrisa en la cara. Era la caricatura de un borracho «sofisticado». Sus compañeros peatones parecían claramente incómodos, alejándose de él cuando intentaba entablar una conversación, sobre todo con un par de mujeres. Durante los pocos minutos que estuve observando, intenté imaginar las perspectivas/realidades de los otros peatones. El borracho era inconsciente de la incomodidad que generaba en los que le rodeaban. Por sus gestos y su sonrisa, estaba claro que, a través de su perspectiva distorsionada por el alcohol, se consideraba irresistiblemente atractivo, inteligente y simpático. (Quienes le rodeaban tenían muy claro que pertenecía a una minoría de uno). Otros peatones le consideraban simplemente un borracho, algo inconveniente, triste, quizá ambas cosas a la vez. Al observarlos, me asaltó el siguiente pensamiento: «Ese hombre cree que es feliz, y que además es sexy y guay, pero no lo es; solo está borracho». El alcohol había provocado un cortocircuito en su cerebro y había cambiado su percepción del mundo. Pero, claro, ese cortocircuito solo estaba en su cabeza, no en la de los demás.

Cuando estamos en posición de observar a otros bebiendo, nuestra propia percepción suele estar ya comprometida por el alcohol, cosa que dificulta que veamos con claridad los efectos del alcohol. O sea, que nosotros también hemos bebido, por lo que nos encontramos en un estado similar o incluso peor. Tal vez, al sufrir la compañía de alguien en tal estado, racionalizamos: «Bueno, al menos yo no me comporto así». Estoy seguro de que todos nos hemos encontrado en una situación similar cuando hemos estado completamente sobrios y hemos tenido que tratar con alguien que está borracho. No vemos a esa persona como alguien feliz, divertido, atractivo, no pensamos que sea una buena compañía, solo percibimos a alguien borracho y tal vez algo irritante. Sabes que cualquier intento de mantener una conversación significativa es inútil. ¿Por qué? Porque «no están presentes» y son inconscientes de que están diciendo tonterías. Cuando bebía, estuve convencido durante muchos años de que así era como el alcohol afectaba a otras personas, pero no a mí. Sentía lástima por esos otros. Realmente creía que a mí no me afectaba de la misma manera, que de algún modo yo era diferente. Ese era el cortocircuito que el alcohol producía en mi cerebro. En una situación social, todo el mundo sufre el mismo cortocircuito, el mismo engaño, y por eso no te das cuenta. Simplemente racionalizas que eres diferente y que puedes manejarlo mejor que los demás.

A menudo y a pesar del daño que el alcohol está causando en sus vidas, muchos adictos seguirán defendiendo ferozmente su «pequeño placer». Esta actitud me recuerda una historia taoísta:

> Un anciano empezaba cada día tomando su café, sentado en la silla del porche de su casa. Mientras estaba allí sentado disfrutando de la tranquilidad y el frescor antes de que empezara el calor y el ajetreo del día, observaba a la gente y a los animales que pasaban por delante de su casa. Se divertía imaginando la vida que llevaban esos desconocidos. La mayoría eran animales de costumbre y pasaban por delante de su casa más o menos a la misma hora. Uno de ellos era un perro, un mastín montañés dorado, un macho de gran tamaño. A primera vista, podía confundirse con un león, con su hermosa melena de pelo dorado, su poderosa cabeza y sus hombros, así como su actitud despreocupada e intrépida. Sentía cierto afecto por el perro, ya que le traía gratos recuerdos de un perro que fue su mascota en la infancia. La primera vez que el hombre vio al perro, estaba en una forma espléndida, con un pelaje sano, limpio y brillante, con un comportamiento alerta pero relajado, y un paso alegre. Sin embargo, poco a poco, se dio cuenta de que su estado se deterioraba. Su pelaje ya no brillaba como antes y el perro parecía tener cada vez menos energía. Al cabo de unas semanas, observó que el perro caminaba con la cabeza gacha y, para su horror, se dio cuenta de que se le había empezado a caer el pelo. Pudo ver su piel sucia y rosada. Más tarde, cuando empezaron a aparecerle llagas, el hombre pensó: «¡Basta ya!». Decidió investigar. Siguió al animal y lo encontró masticando un hueso cubierto de puntas afiladas. Fascinado, se dio cuenta de que las púas del hueso estaban lacerando las encías, la boca y los labios del perro, haciéndole sangrar. El hombre quedó desconcertado al observar que, a pesar del evidente daño que sufría, el perro seguía masticando con una

actitud de evidente gusto. Quiso salvarlo de tanto sufrimiento e intentó quitarle el hueso. El animal levantó inmediatamente la cabeza, enseñó los dientes gruñendo hostil. El hombre se sintió desconcertado: ¿por qué el perro protegía con tanta ferocidad algo que le estaba causando tanto daño? Su desconcierto se fue transformando poco a poco en horror cuando se dio cuenta de que el pobre perro estaba saboreando su propia sangre, pues pensaba erróneamente que la sangre procedía del hueso.

Desde fuera, al hombre, lo que sucedía, con todo su horror, le resultó más que evidente, pero desde dentro el perro no entendía nada.

Creo que eso resume cómo funciona el consumo de alcohol. Casi todas las semanas recibimos llamadas del cónyuge o de la familia de un adicto al alcohol. Es desgarrador escuchar cómo describen a su ser querido. La historia que cuentan es la del perro.

Rhea y yo tenemos cinco hijos y ocho nietos. A lo largo de los años hemos celebrado muchas fiestas infantiles, cumpleaños, Halloween, Navidad. Nunca se nos ha ocurrido dar alcohol a los niños para ayudarlos a disfrutar de la fiesta, ni por ningún otro motivo. Si uno de los niños estaba triste, ni por un momento se nos pasó por la cabeza intentar animarle dándole alcohol. «No has sacado un diez en el examen de ortografía, o tu equipo perdió el último partido; pero no importa, aquí tienes un chupito de whisky para que se te pase». ¡La mera idea es horrible! Una de mis hijas atravesó una etapa de su vida muy inquieta. ¿Alguna vez pensamos que el alcohol podría calmarla? Por supuesto que no. En cualquier situación, cualquier adulto sabe que el niño no experimentaría ningún beneficio si probara el alcohol; simplemente, se sentiría mal. El alcohol no va a aportar ningún beneficio genuino ni resolverá problema alguno para el niño. Entonces, ¿por qué creemos que es diferente para nosotros los adultos? ¿Por qué tendríamos de sentirnos incompletos sin ello? Estábamos completos antes de empezar a beber alcohol; no lo necesitábamos ni lo echábamos de menos. En cierta ocasión, un cliente lo expresó así: «Sin alcohol, simplemente, no soy yo». Como siempre sucede, la realidad es completamente opuesta a lo que ve el adicto. Después de liberarse e independizarse del alcohol, la misma señora me dijo que ahora se daba cuenta de que, durante los años de su adicción al alcohol, nunca fue realmente «ella misma». ¿Cómo había podido creer lo contrario? Es el alcohol lo que crea esa sensación de vacío.

Cualquier beneficio que creas que obtienes cuando eres adicto al alcohol es exactamente opuesto a lo que obtienes en realidad. Por ejemplo, uno de los síntomas que sufren todos los adictos al alcohol es la depresión (que forma parte del mono crónico), acompañada de frecuentes pensamientos negativos intrusivos. Estos suelen incluir una autocrítica despiadada y estar aderezados con una generosa pizca de vergüenza y miedo. No me refiero a la depresión clínica, sino a una especie de depresión generalizada leve y crónica que absorbe la alegría, embota los sentidos y drena el color de nuestras vidas, que nos deja apáticos. Mientras somos adictos al alcohol, no podemos sentir ni paz ni alegría. Mientras seguimos en la caja de la adicción, utilizamos la bebida como una especie de anestésico para adormecernos ante esta depresión (y ante cualquier otro sentimiento). Una vez liberados de la esclavitud de la adicción al alcohol, queda muy claro que el alcohol nunca alivió la depresión, sino que fue su causa.

Al igual que el hombre que observa al perro, cuando se está fuera de la trampa se ve claramente que el supuesto beneficio es en realidad lo contrario de lo que está ocurriendo. El perro saborea su hueso creyendo que es la fuente de su placer, cuando en realidad se está consumiendo a sí mismo. El hombre se da cuenta, pero el perro no. Lo mismo sucede con el alcohol. Sufrimos la ilusión de que el alcohol quita la sed, pero el alcohol es un diurético; lo cierto es que te deja deshidratado. El alcohol parece hacerte feliz, pero es un depresor del sistema nervioso central: crea depresión. Supuestamente, el alcohol relaja y alivia el estrés, pero en realidad es un veneno y estresa todo el cuerpo, aparte de las tensiones adicionales que provoca en la vida, las relaciones, el trabajo y la familia.

Imaginemos por un momento que el alcohol realmente te hace feliz; la pregunta sería por qué no se dispensa con receta médica. Para los adolescentes deprimidos, un calimocho después de cada comida. Para las madres deprimidas, un mojito con el desayuno. Para Miguelito, un Baileys para calmar los nervios del primer día de clase.

La primera vez que recuerdo haberme emborrachado de verdad fue cuando tenía unos quince años, tras tomarme un par de pintas de cerveza. Me sentía mareado y sentía la boca y las extremidades espesas; casi no era capaz de controlarlas. Llegué a casa, me desplomé sobre las paredes y otros muebles, y caí en la cama. Todo me daba vueltas. Me sentía fatal. Recuerdo que intenté dormir con los ojos abiertos. Vomité copiosamente. Al día siguiente me sentía tan mal como nunca en mi vida. La única parte de la experiencia que «disfruté» fue sentirme mayor, un hombre: el placer ilícito de beber cerveza con mis amigos. Todo lo demás quedaba en la sombra. Yo, como muchos antes que yo y muchos después que yo, había sido infectado por las ideas parasitarias y había caído en la trampa creada por el lavado de cerebro. Solo dos o tres años más tarde, bebía casi todos los días y sentía que, sencillamente, no podía divertirme, relajarme o socializar sin alcohol. ¿Qué había cambiado? Los efectos químicos del alcohol no. Los efectos químicos de la droga nunca cambian.

Entonces, ¿qué cambia? Con el paso de los años, yo cambié. Había desarrollado una tolerancia al alcohol y una dependencia de él. Aparte de la resaca que provoca una noche de alcohol, ahora también tenemos una ligera sensación de vacío, de reducido bienestar. Puede parecer como una depresión leve pero crónica. Esta es la sensación que se crea cuando el cuerpo elimina el alcohol; en otras palabras, estamos ante el mono físico. El organismo tarda una semana aproximadamente en eliminar y recuperarse de los efectos transitorios del alcohol. Si eres un bebedor habitual, pronto te acostumbras a este estado inferior de bienestar. El cien por cien de bienestar ya no está a tu alcance, pero pronto te acostumbras a ese 80 por ciento (o quizá menos), que pronto se convierte en tu nuevo cien por cien. Has pasado tanto tiempo con él que se convierte en tu estado «normal». Esto es el mono. Una cosa importante que hay que entender sobre el mono es que siempre está contigo, incluso cuando bebes, chupando la alegría y la esperanza de tu vida. No me suena a felicidad ni a diversión.

Con el alcohol, el mono es muy leve: al principio, es solo una ligera sensación de «falta algo» que, con el paso de los años, se convierte en una constante sensación de vacío y, después, en una depresión leve pero crónica. No te sientes «tú» hasta que has aliviado el bajón, es decir, el mono. ¿Qué lo alivia? El alcohol. ¡Qué sorprendente coincidencia! La heroína alivia el mono de la heroína, mientras que la cocaína alivia el mono de la cocaína. El problema es que cuanto más se bebe, mayor es la tolerancia. Cuanto mayor es tu tolerancia, más alcohol necesitas para volver a sentirte «tú». Así que bebes más, creando una tolerancia aún mayor. Lo que complica esta situación es que la mayoría de nosotros empezamos a beber de jóvenes y, por lo tanto, no tenemos experiencia de la vida adulta sin alcohol. Hemos vivido toda nuestra vida adulta con el constante agravante de fondo del mono del alcohol. Al igual que el ruido del tráfico distante, nos acostumbramos rápidamente a él, hasta que apenas se percibe en nuestra conciencia. Este «bajón», si es que lo notamos, lo más probable es que lo identifiquemos simplemente con pensamientos del tipo: «Me apetece una cerveza», «Me apetece un vaso de vino», «Debe de ser la hora de tomar algo». En otras palabras, el deseo de beber alcohol. Lo que no vemos es que fue el alcohol el que provocó el bajón al principio; la sensación de «no ser tú», de estar incompleto. Solo sabemos que, de algún modo, nos sentimos mejor después de beber. En otras palabras, a medida que sigues aumentando tu tolerancia, llegas rápidamente al punto en el que bebes alcohol solo para aliviar la sensación incómoda provocada por beber alcohol.

Los adictos al alcohol beben por la misma razón por la que cualquier adicto toma su droga, porque sienten que no pueden afrontar o disfrutar de la vida sin su droga. Si eres un adicto al alcohol, una fiesta no es una fiesta sin alcohol. ¿Cómo es posible disfrutar de una fiesta sin poder beber? No sería divertido. La realidad es que el alcohol no hace la fiesta; la gente hace la fiesta. ¿Has estado alguna vez en una fiesta aburrida? A los treinta minutos de llegar, te preguntas: «¿Por qué no acepté aquella otra invitación?». Aun así, decides quedarte con la esperanza de que, después de unas copas, las cosas mejoren. Pero, en realidad, no importa cuánto alcohol bebas, la fiesta sigue siendo una mierda porque lo que aburre es la gente, algo que no se arregla con alcohol. Y, al contrario, ¿has vivido alguna vez la siguiente situación? Vas a una fiesta con amigos y te toca ser el conductor, por lo que no puedes beber. A mí me ha pasado en varias ocasiones. Al principio, resultaba irritante, pero cuando dejé de sentir lástima de mí mismo («Estoy en una fiesta y ni siquiera puedo beber alcohol, ¡buuuuaaa!»), me di cuenta de que en realidad me lo estaba pasando muy bien. Apenas pensé en el alcohol en toda la noche. Me quedé de piedra. Al día siguiente, comenté con mis amigos que me había pasado algo extraño la noche anterior: parecía haberme drogado con gaseosas y agua; era un poco raro que hubiera conseguido pasármelo bien sin beber alcohol. Mis amigos me contaron experiencias similares. Llegamos a la conclusión de que debía de ser algún tipo de respuesta psicológica inducida por estar rodeado de gente que bebía.

EL LAVADO DE CEREBRO DEL ALCOHOL ES TAN PODEROSO QUE NO NOS DAMOS CUENTA DE LA CEGADORA Y OBVIA VERDAD: NO HACE FALTA ALCOHOL PARA PASARLO BIEN.

Cuando aceptamos que beber no es necesario, podemos empezar a pasarlo mejor sin alcohol.

Hace poco asistí al funeral de un chico joven, un pariente que murió trágicamente con solo veintitrés años. En la recepción se sirvió alcohol. Fue, como probablemente puedas imaginar, una ocasión desesperadamente triste. El hecho de que se sirviese alcohol no hizo que nos pusiésemos alegres ni que nos echáramos a bailar.

¿Qué opinas? ¿Es una coincidencia que los momentos en los que el alcohol nos hace sentir felices, relajados y alegres tiendan a ser situaciones felices, relajadas y alegres de todos modos? ¿Alguna vez te has sentido deprimido o profundamente infeliz? ¿Te has encerrado en ti mismo y has bebido alcohol? ¿Te has sentido feliz de repente? ¡Por supuesto que no! Acabas sintiéndote más deprimido que nunca hasta que finalmente te quedas dormido o te desmayas. Recuerda que el alcohol es una droga clasificada como depresora. Eso significa que cuanto más bebes más deprimido te sientes. Las personas que abusan del alcohol tienen un 125 por ciento más de probabilidades de suicidarse *(Psychiatric Times)*. Es interesante saber que el alcohol está implicado en la mayoría de los casos de violencia doméstica. Si fuera cierto que el alcohol te hace feliz, ¿por qué querría alguien suicidarse bajo sus efectos? La policía y los servicios de ambulancia siempre llevarían consigo un pack de seis cervezas de emergencia para hacer frente a los intentos de suicidio. Imagina la siguiente situación: alguien en el alféizar de una ventana a quince pisos de altura y la policía le dice a la familia: «No se preocupen, tenemos a un agente de camino con un par de cervezas... Todo estará bien dentro un momento». Si el alcohol realmente te hiciese feliz, los bomberos, la policía y los técnicos sanitarios de las ambulancias siempre llevarían vino y cerveza en sus vehículos para este tipo de emergencias.

A pocos kilómetros de nuestra finca hay un puente que, por desgracia, es el sitio desde donde la gente se tira cuando no aguantan más el sufrimiento de sus vidas. Ahora bien, si el alcohol realmente nos hiciese felices, ¡piensa en la cantidad de vidas que podrían salvar con la instalación de una máquina expendedora de cerveza de emergencia en ese punto! Absurdo. La gente no suele suicidarse cuando se siente feliz; lo hace cuando se siente deprimida. Si te sientes deprimido, cuando bebes alcohol acabarás sintiéndote aún más deprimido. ¿Has visto alguna vez a gente decir cosas horribles e hirientes a su pareja cuando han estado bebiendo? Cosas que ni se les ocurriría decir estando sobrios. ¿Has estado alguna vez en un bar donde, por desgracia, te encuentras al lado de gente violenta, ruidosa o agresiva? Tal vez te hayas sentido incómodo o amenazado en esa situación. ¿Alguna vez pensaste: «Lo que realmente necesitan estos tipos es más alcohol; entonces sí que todos seríamos más felices»? Apuesto a que has llegado a la conclusión contraria.

Beber alcohol no proporciona un efecto placentero o feliz; adormece temporal y parcialmente el sufrimiento creado sobre todo por el propio alcohol. El alcohol es muy tóxico y hace que el cerebro y el cuerpo funcionen mal, a menudo peligrosamente.

El alcohol no te hace feliz, pero uno de los principales efectos del «mal funcionamiento» es quitarte el miedo. «¡Ah! —dices—. Esto seguro que es algo bueno». Pues, en realidad, es especialmente peligroso, ya que el alcohol no solo afecta a tu coordinación, sino también a tus reflejos. En otras palabras, te vuelves menos capaz, pero te sientes incluso más invencible; otro ejemplo de que tu percepción es opuesta a la realidad.

Puede que estés pensando: «Estoy de acuerdo con eso, pero los efectos negativos seguramente solo se aplican a las personas que beben mucho alcohol. Si bebes poco, no es tan malo. Todo el mundo sabe que beber moderadamente está bien». (¡Menuda falacia! La única cantidad segura de alcohol es cero, según la OMS y otros muchos estudios independientes). En primer lugar, cada adicto al alcohol que murió por intoxicación etílica, por cáncer de hígado o daños cerebrales, que perdió a su familia o su trabajo, empezó a beber pensando que «un poco no es para tanto».

Esta es la idea que primero nos seduce. En segundo lugar, la ilusión de placer que se experimenta al beber alcohol está causada: a) por el alivio parcial de los síntomas del mono y b) por el mal funcionamiento del cerebro que distorsiona la percepción. Aquí es donde los adictos al alcohol creen que reside el placer realmente. No estamos hablando aquí de ninguno de los muchos otros supuestos beneficios notables y milagrosos pregonados por la industria del alcohol, sino simplemente de «coger el punto». Algunos de mis clientes han intentado describir tal efecto como una sensación inicial de euforia. Sé muy bien a qué se refieren. Cuando aún estamos en los primeros días de la adicción al alcohol, nuestra tolerancia todavía no se ha desarrollado completamente. Beber parecía tan divertido: muchas risas, días locos sin preocupaciones. La sensación de euforia que experimentabas cuando solo tenías veinte años parecía durar un rato, pero ahora, si la experimentas, apenas dura el primer trago. Uno de los aspectos traicioneros de la adicción al alcohol es tu constante intento de recuperar esa sensación de euforia que experimentaste hace años, pero en tu caso eso ya no puede suceder. El aumento de la tolerancia implica que pasas más o menos directamente de la sobriedad a la estupidez, la falta de coordinación y volverte emocional, sin pasar por la euforia. Algunos clientes me han dicho que esa sensación de mareo les resulta placentera. Sentirse mareado no es en sí mismo placentero; depende siempre del contexto y de la percepción. Imagina por un momento que estás comprando tomates en el supermercado y que, de repente y sin motivo aparente, experimentas esa misma sensación de mareo. ¿Acaso pensarías: «¡Caramba! ¡Qué suerte tengo de sentirme tan mareado y feliz! A partir de ahora siempre compraré mis tomates aquí»? Lo dudo. Probablemente, te asustarías y buscarías ayuda médica.

Como he escrito antes, el alcohol te quita el sentido del miedo; hace que tu cerebro funcione mal y corrompe tus pensamientos. Tal vez te digas: «¡Anímate! Hacer el tonto, payasear, soltarse la melena es bueno; es importante». Estoy totalmente de acuerdo. Creo que es maravilloso jugar, dejarse llevar, ser espontáneo. De hecho, existen numerosos estudios científicos sobre los beneficios de comportarse así, pero no hace falta alcohol para ello. La felicidad viene de estar en el momento (algo imposible en estado de embriaguez). Para mí, es una de las mayores ventajas de no beber alcohol: puedo estar plenamente presente en el aquí y ahora, para mí y para los que me rodean. Puedo experimentar paz, alegría y carcajadas de risa. Cuando bebes, no estás presente. No eres tú. Por eso no merece la pena hablar con mucha gente cuando bebe, porque no está presente. El alcohol te aleja de tus sentidos y te impide experimentar la vida directamente a través de ellos. Deteriora tu capacidad de pensar. Es un depresor. Cuando bebes, no eres tú mismo.

Cualquier sentimiento que tengas bajo los efectos del alcohol no es auténtico. Una vez que has bebido, no puedes confiar en tu boca, tus manos, tus sentimientos o tus procesos de pensamiento. Si salimos del lavado de cerebro del alcohol, podemos ver claramente que no hace a la gente genuinamente feliz. No hay un auténtico placer en beber alcohol. Repito lo que he dicho antes: si te encuentras con gente que ha bebido mientras tú estás completamente sobrio, verás que no parecen felices, sino borrachos: dos estados radicalmente distintos.

La idea de beber «solo un poco» es una falacia, una idea parasitaria más, parte del lavado de cerebro. La industria del alcohol y sus esbirros de pacotilla, los publicistas, trabajan sin descanso para reforzar constantemente el lavado de cerebro que te dice que «un poco es bueno», «beber con moderación tiene beneficios para la salud». Nos bombardean con marketing disfrazado de estudios científicos, anuncios llenos de sexo y humor, en los que el bebedor siempre se encuentra entre amigos. Ojalá estas personas inteligentes y con talento del mundo de la comunicación fuesen moralmente responsables y utilizasen su talento para hacer el bien, en vez de crear miseria y sufrimiento. El mensaje es que si no entiendes que beber es divertido, entonces debes de ser una especie de imbécil o, peor aún, un pringado.

Nadie decidió convertirse en alcohólico. Como millones de personas antes, se dejó seducir por el lavado de cerebro. Pensó que solo probaría una «bebida experimental o dos». Una vez enganchada, pensó que simplemente bebería lo mismo que otros «bebedores normales». Así es como empieza todo el mundo y como luego racionalizamos el hecho de seguir bebiendo. La naturaleza de la droga, el alcohol, es crear un hambre de alcohol, la necesidad de beber más. Esa es la naturaleza de cualquier adicción: continuar haciéndolo hasta que nuestro cuerpo no pueda más, y hacerlo compulsivamente. Así es la adicción al alcohol.

Date un momento para reflexionar. ¿Alguna vez has bebido alcohol y no has sentido placer o felicidad? ¿Alguna vez has bebido alcohol y te has sentido con ganas de pelea? ¿Alguna vez has bebido alcohol y te has sentido estresado? ¿Alguna vez te has sentido triste o has llorado mientras bebías alcohol? ¿Alguna vez has ofendido a alguien mientras bebías alcohol? Si has respondido afirmativamente a alguna de estas preguntas, es evidente que beber no te proporciona placer ni te hace verdaderamente feliz.

Cuando estoy con gente, me lo paso genial, y no necesito alcohol. Soy juguetón por naturaleza y me encanta hacer el tonto. Una gran ventaja de no beber es que puedo recordarlo todo al día siguiente. No tengo resaca y no sufro esos momentos de angustia cuando la memoria regresa lentamente. No tengo que disculparme por mi comportamiento. De vez en cuando, alguien me ofrece una bebida alcohólica que rechazo. Primero me engatusan: «Venga, es una fiesta, estamos de vacaciones», etc. Cuando digo que no bebo alcohol, la reacción es de incomodidad (sienten que han cometido algún tipo de paso en falso social al ofrecer alcohol a un alcohólico «enfermo-recuperado»), o puede que solo sea una mirada cómplice. Las personas más sinceras suelen decir: «¿Tienes algún problema con el alcohol?». Y yo respondo: «¿Cómo voy a tener un problema con el alcohol si no bebo alcohol? Si uno de nosotros tiene o va a tener un problema con el alcohol, debes de ser tú, ¡después de todo, tú bebes y yo no! Es como preguntarme si tengo un problema con la heroína por el simple hecho de que no la tomo». En cierta ocasión, una mujer bienintencionada me dijo, con una nota de compasión en la voz: «Pobrecito, no debe de ser muy divertido para ti». Me lo dijo con un gin-tonic grande en la mano. Yo le contesté: «Dime una cosa que sea mejor en tu vida por consumir alcohol, o que sea peor en mi vida por no beberlo». No pudo decirme ni un solo beneficio auténtico. No sorprende porque no hay ninguno. Ella creía que bebía alcohol porque así lo elegía y que obtenía un auténtico placer al beber. La realidad es la contraria: ha bebido alcohol durante toda su vida adulta. Toda su vida adulta ha transcurrido con un mono constante de fondo. El mono del alcohol no es tan fuerte como el de la heroína. Es una sensación ligeramente vacía de «falta algo», parecida en cierto modo al hambre. Se manifiesta simplemente como un pensamiento: «Me apetece una cerveza ahora mismo», «Me apetece una copa de vino», «Un gin-tonic me vendría de perlas». No tenía ni idea ni experiencia de cómo sería la vida sin alcohol, sin la constante sensación de mono en su cuerpo. Esa sensación forma parte de su vida desde hace tanto tiempo que ni siquiera es consciente de ella. No entiende muy bien por qué, pero la idea de tener que estar sin alcohol en un entorno social provoca en ella una sensación de pánico, privación y miedo. Lo que no ve es que ha bebido alcohol en todas las situaciones sociales con adultos. No puede imaginarse una sin alcohol. Está fuera de su experiencia adulta. Quizá la única vez que ha estado sin alcohol en una situación social ha sido cuando se ha visto obligada a no beber por algún motivo (medicación, trabajo, tener que conducir, presión familiar). Es muy probable que en tales ocasiones se sintiese privada. El lavado de cerebro simplemente no permite la idea de pasarlo bien sin alcohol.

Lo cierto es que el alcohol no hace que una fiesta o cualquier ocasión social sea un éxito, pero, sin duda, se ha encargado de destruir bastantes.

El alcohol no te hace feliz. Es solo que tú crees que no puedes sentirte feliz sin alcohol. Es importante hacer esta distinción.

Recuerda que probablemente tú también has bebido alcohol en todas las reuniones sociales de tu vida adulta. No puedes imaginar cómo sería la vida sin alcohol en esos momentos. No es que el alcohol te haga feliz, es que te sientes privado si no puedes llenar la necesidad, el vacío creado por el alcohol con más alcohol. Simplemente, sientes que no puedes afrontar o disfrutar de las situaciones de la vida si no eres capaz de aliviar el mono, la «necesidad» de la droga alcohol, una necesidad que ha creado la propia droga.

El alcohol funciona de la misma manera que cualquier droga que produce adicción. Cuanto más alcohol bebes, mayor es tu tolerancia. Cuanto mayor es tu tolerancia, menos alivio recibes (bebiendo la misma cantidad de alcohol). Cuanto menos alivio sientes, más necesitas beber (para volver a sentir la misma cantidad de alivio). Sin embargo, por supuesto, si bebes más, tu tolerancia incrementa. Al final llegas a un punto en el que tu necesidad, tu hambre de alcohol, es constante; siempre está ahí en algún nivel, incluso mientras bebes. Ya no se trata de si quieres o no quieres beber, sino de si tienes o no la oportunidad de hacerlo. Solo necesitas la excusa. Cualquiera es buena: una fiesta, una comida, una celebración, una conmiseración, una boda, un sábado por la noche; porque hace frío, porque hace calor, porque estamos de vacaciones o porque nos sentimos mal, o tal vez porque nos sentimos bien... ¡Qué más da, mientras puedas beber!

El alcohol no hace que la situación social mejore, lo que ocurre es que sin él te sientes privado y miserable. Sin alcohol tienes la sensación de que «no eres tú». Ha creado un vacío. Y si no lo llenas con alcohol, ni siquiera puedes sentirte «normal». Lo irónico de esta situación es que si no fueras adicto al alcohol, podrías sentirte completo sin tener que beberlo primero. Irónicamente, es cuando estás bajo los efectos del alcohol cuando «no eres tú». Has aliviado la sensación de vacío, pero ahora tu cerebro funciona mal; tu juicio y tu coordinación están distorsionados. No estás presente. Tus sentimientos no son reales.

El maravilloso efecto placentero no es más que una enorme mentira provocada por el lavado de cerebro y por el efecto químico de la droga que alivia el ansia de sí misma, mientras, al mismo tiempo, provoca el mal funcionamiento de tu cerebro.

Resumen

Los supuestos maravillosos efectos del alcohol son una ficción. Solemos empezar a beber en la adolescencia. Confundimos estar colocados con alcohol con estar felices y relajados. En casi todas las situaciones en las que podemos beber, bebemos. Por ello, creemos que la felicidad o la relajación serán difíciles, si no imposibles, sin alcohol. Pero lo que ocurre realmente es todo lo contrario. La verdadera felicidad y estar colocado son dos estados muy diferentes. El alcohol no te hace feliz ni te relaja; lo que sucede es que cuando somos adictos al alcohol no podemos sentirnos «felices y relajados» si antes no bebemos alcohol. No es lo mismo en absoluto. La verdadera felicidad requiere que estés plenamente presente en tu vida. Algo que sencillamente no es posible con el alcohol. No hay nada a lo que renunciar, nada que sacrificar. Al contrario, ganamos mucho.

2
¿El alcohol alivia el estrés?

No. El alcohol se convierte rápidamente en la mayor fuente de estrés, ansiedad y depresión en la vida de un adicto al alcohol.

Cuando les pido a mis clientes que me indiquen las situaciones en las que el alcohol los relaja, las más comunes son: volver a casa después del trabajo (por ejemplo, parar en un bar), «cervecita en la terracita con el solecito, con amiguitos», partido de fútbol con amigos, durante una comida, reunión con gente cercana. Lo que queda claro es que el alcohol nos relaja en situaciones y circunstancias que ya son relajantes de por sí, incluso sin alcohol. Las personas que no beben alcohol se sienten relajadas en las mismas situaciones relajantes. Se relajan cuando están sentados en una terraza con amigos; se relajan durante una comida con amigos. Si te paras a reflexionar, verás que el alcohol tiende a relajar a los bebedores en situaciones relajantes, cuando los no bebedores también se sienten más relajados. Este hecho surgirá una y otra vez: son las circunstancias y la situación las que cambian, nunca el efecto de la droga. El deseo de beber (de aliviar el ansia por beber) siempre está con nosotros; solo cambia la justificación (la excusa).

Acabo de referirme a los supuestos efectos del alcohol y al engaño que sufren los adictos al alcohol, que si te hace más feliz, más divertido, incluso más atractivo (de hecho, es exactamente lo contrario de lo que alguien sobrio percibe de una persona bajo los efectos del alcohol). Durante los años que bebía alcohol, normalmente me tomaba un par de pintas a la hora de comer; luego, cuando llegaba a casa, me quitaba la corbata y la chaqueta, me descalzaba y (si el tiempo lo permitía) me sentaba en el jardín. (Si el tiempo no acompañaba, me sentaba en mi silla del salón y miraba por la ventana). Ponía los pies en alto y abría una cerveza. (A veces, un gin-tonic). Experimentaba una sensación de relax prácticamente instantánea. Me sentía relajado inmediatamente, incluso antes de que el alcohol hubiera tenido tiempo de hacer efecto en mi cuerpo o en mi cerebro. Estoy seguro de que todos hemos experimentado ese efecto relajante con solo tener una copa en la mano. Está claro que lo que experimentamos en ese momento es el alivio de nuestra ansia mental de alcohol. El alivio que experimentas es el alivio del ansia por consumir alcohol.

Incluso si no bebes alcohol cuando vuelves a casa después del trabajo, poner los pies en alto resulta relajante. A mí me pasa lo mismo. Cuando eres adicto al alcohol, no puedes sentirte relajado hasta que no hayas satisfecho también el ansia mental y física de alcohol. El deseo físico es tan leve que resulta casi invisible. Este es uno de los problemas de los síntomas del mono del alcohol; normalmente son tan leves que no te das cuenta de ellos, solo sabes que te apetece una copa. Con una droga como la heroína, está más que claro que la razón por la que el heroinómano la necesita no es tanto para colocarse, sino más bien para intentar acabar con el terrible bajón que la propia droga provoca. Todos hemos sufrido alguna vez los efectos de beber demasiado. Todos sabemos lo mal que nos sentimos cuando tenemos resaca: la cabeza palpitante, los ojos sensibles a la luz, el agotamiento, las náuseas, el mal humor. Ahora bien, si alguna vez te has sentido así, sabrás que cuando estás en este estado de intoxicación etílica, la única palabra que definitivamente no utilizarías para describir cómo te sientes sería «relajado».

Vi a mi padre con resaca en muchas ocasiones. Su solución habitual era beberse una botella de Underberg (44% ABV) para desayunar. Juraba que después se sentía mejor y hacía todo lo posible por animar a los demás a adoptar su estrategia.

Al igual que el heroinómano, tomaba la droga para aliviar los síntomas provocados por la misma droga. Simplemente, para poder afrontar el día.

Ahora bien, lo cierto es que en estas situaciones el alcohólico se siente realmente más relajado que un momento antes, pero eso sí: no se siente tan relajado como alguien que no necesita alcohol. El alcohol solo relaja hasta el punto de aliviar parcialmente el malestar causado por la propia droga.

Casi todos los días tengo un momento en el que elijo relajarme y descansar. Puede ser simplemente sentarme en el porche, meditar, leer, pasear por el bosque o por la playa, tal vez darme un baño. Espero sentirme mejor al final. Espero que mi cuerpo se sienta menos tenso, mi mente más calmada y más capaz de concentrarse. Me sentiré mejor preparado para afrontar el día. Espero experimentar una mayor sensación de bienestar.

El alcohol no puede hacer ninguna de estas cosas porque estresa el cuerpo. Acabas peor. Se ha demostrado científicamente que el alcohol provoca lo siguiente: bajada de azúcar en sangre, deshidratación de todo el cuerpo (especialmente del cerebro), estrés y enfermedades en el hígado y los riñones. Eso me parece más o menos lo contrario de lo que busco y espero cuando quiero relajarme.

El efecto de la droga es siempre el mismo: solo cambian los argumentos que elegimos para racionalizar nuestra forma de beber.

Pongamos un ejemplo: la empresa en la que trabajas se está reestructurando. Estás seguro de que esto significa un ascenso para ti. De hecho, tu jefe te ha dado el visto bueno. Hay que celebrarlo. Lo festejas con champán.

Lo que ocurre en realidad es que deciden que no te necesitan. En lugar de ascenderte, te despiden junto con tu jefe. Ahora tú y tu jefe necesitáis una copa para compadeceros. En otras palabras, bebemos alcohol dos días consecutivos para conseguir efectos completamente opuestos.

Un hombre que acudió a una de nuestras sesiones estaba convencido de que el alcohol le ayudaba a relajarse y a dormir. Cada noche se bebía unas ocho pintas de cerveza extrafuerte. El hombre parecía hinchado y enfermo. En esa misma sesión, un médico le explicó que lo que describía como sueño o descanso era en realidad un tipo de coma. El alcohol es tan tóxico que el organismo intenta eliminarlo lo más rápidamente posible. El hígado se encarga del 95 por ciento de esta eliminación. En una persona sana, el hígado elimina aproximadamente una unidad de alcohol por hora. Si consumes alcohol más rápido de lo que tu cuerpo puede metabolizar y eliminar, el alcohol se acumula en tu cuerpo y te intoxicas, lo que literalmente significa envenenarte. A los efectos de esta intoxicación los llamamos «emborracharse». Si continúas bebiendo, entonces el cuerpo alcanzará un estado extremo de intoxicación y sufrirás las consecuencias: tu cuerpo entrará en coma. En otras palabras, tu cuerpo no puede mantenerte despierto y vivo al mismo tiempo. Afortunadamente, elige mantenerte vivo y el precio es no poder mantenerte despierto. El coma no es un tipo de relajación. Es un mecanismo de emergencia del organismo. Está a un paso de la muerte. ¿Cómo te sientes al día siguiente cuando has sufrido una intoxicación etílica aguda? ¿Relajado, alerta, con ánimos? En absoluto. Te sientes cansado, letárgico, te cuesta concentrarte, te tiemblan las manos, te sientes aturdido y quizá frágil. Que estés acostumbrado a sentirte así no lo convierte en algo natural o normal. Vuelvo al punto anterior: ¿realmente crees que el alcohol te relaja? ¿Qué esperas sentir cuando te relajas?

El alcohol no alivia el estrés; sucede más bien lo contrario: crea aún más estrés. Una consecuencia habitual de la adicción al alcohol es la dejadez. Una vez que empiezas a beber, las cosas que podrían hacerse hoy se dejan «para mañana». Así pues, al día siguiente no solo te sientes aturdido y cansado, sino que probablemente también te notes más perezoso. Cualquier tarea que requiera concentración exige aún más esfuerzo para atravesar la niebla mental de la resaca. A todo esto hay que añadir el trabajo atrasado, provocado por la dilación inducida por el alcohol. ¿Cómo te sientes? ¿Más relajado, menos estresado o, de hecho, aumenta tu estrés? Obviamente, te sientes más estresado. Ni siquiera hemos mencionado el impacto que la adicción tiene en tu autoestima. La única ansiedad que el alcohol puede aliviar es la que provoca beber alcohol.

Hace unos años, Rhea y yo nos encontramos en una comida con otras dos parejas. Todo empezó razonablemente bien: entorno cómodo, compañía y comida pasables. Nos sentíamos relajados y a gusto. Las otras parejas bebieron alcohol sin parar durante toda la velada. Rhea y yo observamos con una sensación de fascinado (e incómodo) horror cómo la conversación se volvía cada vez más rencorosa e incoherente, sobre todo entre cada una de las otras mujeres y sus respectivas parejas. Ni Rhea ni yo queríamos estar al corriente de las dificultades que pudiesen existir en las relaciones de las otras parejas, pero no nos dejaron mucha opción. En realidad, solo había dos opciones: irnos o aguantarnos; sin embargo, como pasábamos el fin de semana en casa de una de las parejas, lo de marcharse estaba casi descartado, pues era prácticamente imposible. A medida que escuchábamos los ataques llenos de rencor que las parejas se lanzaban entre sí, nosotros nos sentíamos cada vez menos relajados. En fin, estaba claro que ahí no había relax por ninguna parte. Cada vez parecían más enfadados y agresivos. Los conocíamos desde hacía muchos años: decentes, inteligentes y amables cuando estaban sobrios, pero, al parecer, cuando habían bebido se tornaban rencorosos, malhablados y vengativos. El alcohol transformaba lo que se suponía que iba a ser una velada relajante y sin estrés con los amigos en algo desagradable y nada relajante.

¿Alguna vez has salido un sábado por la noche y has tenido la desagradable experiencia de presenciar de primera mano actos de violencia inducidos por el alcohol? Apuesto a que no hubo ni una sola vez en la que pensaste que la solución podía ser beber un poquito más de alcohol para atemperar los ánimos. Como cualquier observador, seguramente habrás deducido que, en primer lugar, lo más probable es que el alcohol sea lo que ha causado el problema. Cuando ves a un imbécil borracho darle patadas en la cabeza a alguien que probablemente ya esté inconsciente, tal vez intentando causarle unos daños permanentes, ¿pensarías alguna vez: «lo único que necesitan esos tipos es más alcohol, eso seguro que los calmaría»? ¡Claro que no! Piénsalo. Si el alcohol tuviera un verdadero efecto tranquilizante, tu médico te lo recetaría para combatir el estrés. Dado que más del 80 por ciento de la población adulta toma esta droga «relajante», deberíamos de vivir en uno de los lugares más sosegados del planeta. No tendría que haber crímenes violentos, pues todo el mundo tendría que estar de lo más relajado. Pero las cosas no son así, ¿verdad?

Suele decirse que el alcohol ayuda a desconectar, y que eso es relajante, ¿verdad? Es lo que yo llamo el efecto anestésico: me impide pensar o sentir. Es la razón más común para seguir bebiendo incluso si nos damos cuenta de que sufrimos una adicción al alcohol. Una de las formas de definir la adicción al alcohol es la siguiente:

ES LO QUE HACEMOS EN VEZ DE HACER
LO QUE NOS TOCA HACER.

Puede que una persona esté en un matrimonio tóxico o, al menos, muy poco saludable; necesita arreglarlo o salir de él. Sin embargo, en lugar de ello, gestiona el dolor con alcohol. Esto solo sirve para prolongar y empeorar el sufrimiento sin resolver el problema. Puede que otra persona tenga una madre narcisista que le inflige una humillación insoportable. Esa persona necesita cambiar la relación con su madre, pero, en su lugar, toma la anestesia. Otra persona puede haber sufrido algún tipo de trauma (abuso sexual o físico, abandono, etc.). Se siente vacía o dolorida. En todos estos casos, recurren al alcohol para adormecerse. Consiguen un alivio temporal de los síntomas, pero el problema simplemente empeora, lo que a su vez aumenta la ansiedad y, por tanto, el deseo de beber. Así pues, ingresa en un círculo vicioso: autocrítica sin piedad, sentirse mal; sentirse mal, beber más como anestesia; beber más, más autocrítica sin piedad, sentirse aún peor; sentirse peor, beber más..., hasta que parezca que el único momento en que nos sentimos mejor es cuando estamos totalmente adormecidos. Es decir, cuando no sentimos nada, no pensamos nada, no estamos ni vivos ni muertos, solo esperando a que pase el tiempo, únicamente esperando a morir.

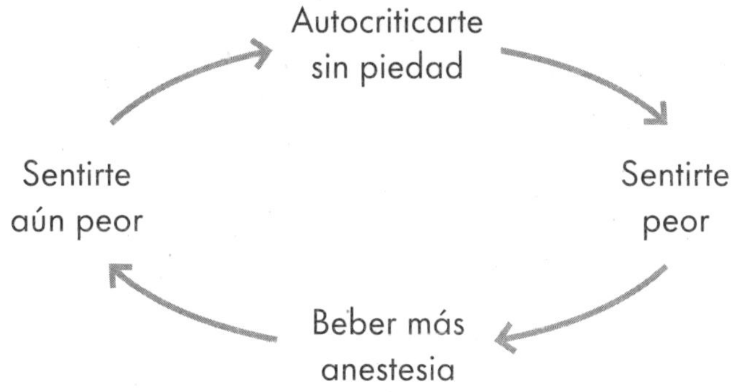

Resumen

Una de las principales creencias engañosas sobre el alcohol es que alivia el estrés. Cualquier persona que se dé cuenta de que es adicta al alcohol también se dará cuenta de que el alcohol es, de hecho, la mayor fuente de estrés de su vida, desde un punto de vista físico, emocional, mental y económico. El alcohol «relaja» en situaciones que son en sí mismas relajantes. La diferencia es que, si eres adicto al alcohol, entonces no puedes sentirte relajado a menos que primero consumas alcohol. Si no eres adicto al alcohol, entonces no necesitas el alcohol para relajarte.

3
¿El alcohol te hace valiente?

No. El alcohol hace otra cosa: te quita el miedo, algo increíblemente peligroso. El miedo forma parte de nuestro mecanismo de supervivencia.

De joven seguí la filosofía machista de «trabajar duro y jugar duro». Mis compañeros de borrachera y yo participábamos en todo tipo de travesuras, asumiendo riesgos que nunca habríamos considerado si no hubiéramos estado bajo los efectos del alcohol. La llegada de los vídeos compartidos en internet ha llevado el hacer cosas peligrosas bajo la influencia del alcohol a un nuevo nivel. No hay que buscar mucho para encontrar vídeos de imbéciles borrachos (normalmente, hombres jóvenes) mutilándose con fuegos artificiales, coches, cuchillos y pistolas. Cuando ves a un joven que, como resultado de un reto, acaba con un petardo ardiendo furiosamente clavado en el trasero, mientras sus amigos borrachos se ríen a carcajadas, incluso mientras graban a su compañero gritando de pánico y dolor, lo más probable es que no pienses algo como: «¡Caramba! ¡Deben de ser muy valientes para hacer eso!», sino que entre horrorizado y fascinado pensarás: «Menudos idiotas». Cualquiera con medio cerebro sabría que sufrir quemaduras graves o mutilaciones es la consecuencia más probable si te comportas así. En ningún momento la palabra «valentía» formaría parte de la ecuación. Lo único que sucede es que el alcohol hace que el miedo se evapore aparentemente.

Un acto de coraje o valentía se da cuando se hace algo peligroso a pesar del miedo. Sin miedo, no hay valor. Algunos consideran que el miedo es una debilidad. El miedo irracional puede resultar debilitante (por ejemplo, fobias como el miedo a volar, a las serpientes, a las arañas o la agorafobia). Sin embargo, el miedo es sano y clave para nuestra supervivencia. Cuando bebes alcohol, te desembarazas del miedo. Si a esa falta de miedo le añades una falta de juicio y una confianza desbordante, te conviertes en un peligro para ti mismo y para los demás.

Independientemente de la situación, el alcohol desconecta el miedo; también tu capacidad para analizar y juzgar de forma eficaz las consecuencias y el peligro. Por eso es tan peligroso conducir bajo los efectos del alcohol. Para conducir eficazmente y con seguridad tienes que permanecer alerta, incluso sentirte ligeramente tenso. Hay que ser consciente de los potenciales peligros. El alcohol te quita el miedo y hace que te sientas más capaz y confiado, pero, a la vez, reduce tu tiempo de reacción, tu percepción y tu capacidad de anticipación. Es difícil imaginar una combinación más letal.

En mi juventud, cuando viajaba por el mundo con la marina mercante, fui testigo de varias peleas, incluso a veces participé en ellas. No recuerdo ni una sola ocasión en la que no hubiera alcohol de por medio. He visto a gente a la que han golpeado en la cara con una botella, a que la han pateado en la cabeza, a la que han acuchillado y a algunas personas que es probable que hayan salido de la pelea con daños permanentes. Los jóvenes con elevados niveles de testosterona son más propensos a posturear y a hacerse los duros cuando están borrachos. Aunque las posturas machistas a veces desembocan en una pelea, lo cierto es que, en el fondo, nadie quiere salir herido, aunque admito que hay unos cuantos «psicópatas» por ahí sueltos: personas que disfrutan causando dolor y sufrimiento a los demás. Afortunadamente, son minoría. El postureo machista puede llevar a levantar la voz, gesticular, empujar un poco. Aunque todos mantienen la postura de tipo duro, en secreto esperan que sus amigos intervengan para ayudar o separarlos. Entonces, ambas partes pueden marcharse, con la cara salvada, el honor satisfecho y sin haber sufrido ningún daño real. Sin embargo, bajo los efectos del alcohol, estos instintos naturales de autoconservación desaparecen y, sin el miedo como freno, las posibilidades de que se produzca una violencia real aumentan drásticamente. En internet hay cientos, si no miles, de vídeos de actuaciones de porteros de discoteca. Una escena típica: un gorila que pesa al menos ciento veinte kilos y con las dimensiones de un armario, y cuya otra fuente de ingresos es luchar en una jaula, controla la entrada a un club. A un flacucho bocazas (unos setenta y cinco kilos) y a sus amigos se les ha negado la entrada. La mayoría quiere irse, pero el flacucho está borracho y discute; es un pesado y tiene ganas de pelea. Provoca repetidamente al gorila. Evidentemente, este intenta ser paciente y se niega a responder, excepto para decirle repetidamente que debe marcharse de inmediato. Al final, el borracho bocazas sorprende al portero con un puñetazo en la cara y se lleva su merecido. El portero arremete contra él y lo deja inconsciente. Ninguno de sus compañeros pone cara de admiración ante la valentía de su amigo borracho.

Si alguna vez has sido testigo de algo parecido, probablemente hayas pensado: «¡Vaya gilipollas!». Seguramente te irritó que esa desagradable situación tuviera que formar parte de tu velada, todo gracias a ese patético tío. Puede que incluso admires al portero por su autocontrol. (El portero está sobrio). Cuando estamos sobrios, el sistema de controles y equilibrios internos funciona para protegernos. Somos capaces de analizar más o menos las situaciones, interpretar correctamente las señales sociales, juzgar la respuesta más adecuada. Luchar sobrio y luchar borracho son dos experiencias muy distintas. Estando sobrio, ganar una pelea suele significar que, una vez que el otro ha caído y ha recibido un par de patadas, el honor ha quedado satisfecho. Se acabó la pelea. Además, nuestro miedo a infligir algún tipo de daño permanente y las posibles consecuencias legales nos impiden continuar. En cambio, en una pelea alimentada por el alcohol, ambas partes han perdido el miedo. No temen pelearse, con frecuencia con el pretexto más endeble: «¿Estás mirando a mi chica?». El miedo a causar lesiones permanentes o incluso a morir o matar queda en nada. Recuerdo haberme metido en una pelea de borrachos cuando tenía unos diecinueve años. Me encontré en la horrible situación de estar solo en el suelo recibiendo una buena paliza de cuatro chavales. Recuerdo hasta hoy a uno de mis agresores gritando: «¡Dale patadas en la cabeza!». Afortunadamente, unos amigos me salvaron. A los tipos que me atacaron los había visto sobrios, y parecían sociables y nada fuera de lo común. Ninguno daba la impresión de querer pasar años en la cárcel por causar graves lesiones a otra persona. Sin embargo, aquel día, su juicio estaba seriamente dañado. ¿Cuántas vidas jóvenes han cambiado o se han ido al traste por ser víctimas o verdugos de actos violentos inducidos por el alcohol? Borrachos, perdemos el miedo a las consecuencias de lo que decimos y hacemos.

Si estudiamos las estadísticas de delitos y violencia relacionados con el alcohol en Europa y Estados Unidos, podemos deducir que hay una estrecha relación entre el alcohol y la violencia. Las estadísticas son escalofriantes. Según un informe de la Universidad de Boston, en un metaanálisis que combina autoinformes, expedientes de casos y datos toxicológicos, el 48 por ciento de los autores de homicidios bebieron justo antes del asesinato y el 37 por ciento estaban intoxicados durante el crimen.

Gran parte de los delitos violentos los cometen personas que están bajo los efectos del alcohol. Entre 2002 y 2008, una de cada cinco personas (21 %) que cumplían condena por un delito violento declararon estar bajo los efectos del alcohol cuando se produjo el delito.

Un metaanálisis de 2015 concluyó que las personas que abusan del alcohol o son dependientes tienen un 86 por ciento más de probabilidades de pensar en el suicidio, un 213 por ciento más de probabilidades de intentarlo y un 159 por ciento más de probabilidades de, efectivamente, suicidarse.

Un metaanálisis y una revisión sistemática concluyeron que existe una «clara asociación positiva» entre el consumo de alcohol y la violencia física y sexual contra las mujeres. Los datos longitudinales sugieren que esta relación es bidireccional, lo que significa que las mujeres que son víctimas de violencia interpersonal tienden a beber más y que las mujeres que beben más tienen más probabilidades de ser víctimas de violencia interpersonal. Esta última es más grave cuando uno o ambos miembros de la pareja beben alcohol antes del incidente.

Cada año se producen 167 muertes y se pierden 12.292 años de vida potencial debido al maltrato infantil relacionado con el alcohol.

Un estudio realizado en Australia apuntaba a que alrededor del 73 por ciento de las agresiones denunciadas en este país están relacionadas con el consumo de alcohol, cosa que convierte al alcohol en uno de los principales factores de riesgo de violencia. Su consumo de alcohol per cápita es un factor clave en las tasas de homicidio. Un aumento de un litro en el consumo de alcohol per cápita en Australia se asocia con un aumento del 8 por ciento en la tasa de homicidios. Según el Instituto Australiano de Criminología, casi la mitad (44%) de los homicidios cometidos por parejas íntimas entre 2000 y 2006 estuvieron relacionados con el alcohol.

Tales cifras y muchas otras investigaciones contradicen las ideas parasitarias, la propaganda y el lavado de cerebro que apuntan a que beber alcohol es un simple placer de adultos, que más bien se trata de algo inofensivo.

Podría seguir, pero creo que ya te haces una idea. El alcohol no te da más valor, sino que deteriora tu juicio, te quita el miedo y te vuelve profundamente estúpido (y a menudo un pesado insoportable). Es difícil imaginar una definición mejor de lo que no es el valor. El problema es que el bebedor se cree el engaño, al igual que sus amigos bebedores, y así se perpetúa el mito.

El valor es la capacidad de enfrentarse a situaciones peligrosas o difíciles a pesar del miedo. Cuanto más a menudo lo haces, más valiente te vuelves. La valentía no consiste solo en enfrentarse a un peligro físico; en nuestra sociedad, lo más frecuente es toparse con situaciones emocionalmente difíciles en el trabajo o en las relaciones personales. A menudo no es más que salir de tu «zona de confort» para cambiar un hábito o probar algo nuevo.

Pasar de creer que el alcohol nos hace más valientes a creer que necesitamos el alcohol para ser valientes es un paso sutil. El verdadero efecto del alcohol es disminuir tu valentía. La adicción a cualquier droga crea un estado de miedo constante: miedo a no poder disfrutar o enfrentarse a la vida sin alcohol; miedo a no beber y miedo a seguir bebiendo. Por supuesto, cuanto más temeroso te vuelves, más sientes que necesitas el alcohol y menos oportunidades tienes de practicar la valentía. Cuando ves a vagabundos por la calle bebiendo de su cartón de vino, no piensas: «¡Vaya, debe de ser muy valiente, teniendo en cuenta lo mucho que bebe!». Es evidente que esa pobre persona ni siquiera tiene el valor de enfrentarse al día sin antes beber alcohol.

La idea de que necesitas el alcohol para cualquier cosa en tu vida es un engaño. No lo necesitas. No hay nada a lo que renunciar.

¿Has visto alguna vez *Dumbo*, la película de dibujos animados de Disney? Se trata de una animación típicamente sentimental que habla sobre el triunfo personal en la vida de un adorable animalito de ojos desorbitados y cara simpática. Dumbo es un pequeño elefante de circo que puede volar gracias a unas orejas excepcionalmente grandes. Se gana la vida en la carpa principal saltando desde una gran altura a una piscina poco profunda ante una multitud de asombrados espectadores. Erróneamente, Dumbo cree que su capacidad para volar responde a una pluma «mágica» sin la cual cree que no puede volar. La mera idea de tener que actuar sin ella le aterroriza. Así pues, desde su punto de vista, su habilidad, su valor y su confianza provienen de la pluma «mágica».

Por supuesto, todos los niños que ven la película saben que aquello no tiene nada que ver con la pluma mágica; Dumbo puede volar porque tiene las orejas grandes. Sabemos que no necesita su pluma y que, como todos nosotros, la magia de Dumbo está en su interior.

Durante la mayor parte de la película, el elefante y su madre son acosados (sobre todo por los otros animales de su especie). Dumbo sufre muchas humillaciones, insultos y abusos hasta que un día, durante una actuación normal pero espectacular, salta desde el trampolín (como siempre), pero, horror de horrores, el viento le arranca la pluma de la trompa. De repente se queda sin aquello que creía que le daba la capacidad de volar y, por tanto, su valor y confianza. Sin embargo, vuela igual que antes. En un momento de revelación, se da cuenta de que nunca necesitó la pluma; era un engaño. Como suele ocurrir con las producciones de Disney, la vida de Dumbo cambia para siempre y para mejor.

Al igual que el elefante, el bebedor cree en los «poderes mágicos» del alcohol. Cree que lo necesita para afrontar determinadas situaciones. Es solo su creencia en el poder mágico de la pluma (el alcohol) lo que lo mantiene atrapado. Sin embargo, en realidad, nunca hubo magia en la pluma ni en el alcohol. Al igual que Dumbo, el adicto no se da cuenta de que toda la magia que necesita ya está dentro de él, que puede volar perfectamente, que es suficiente. El alcohol no le ayuda, sino todo lo contrario: le limita, le hace creer que es menos de lo que es. Sin alcohol, descubrimos nuestro valor y que cuanto más utilizas tu valor, más valiente te vuelves. Es algo fundamental.

Volvamos ahora al sintecho. Es demasiado fácil ver solo «al vagabundo», pero recordemos que él también fue un niño pequeño, feliz, lleno de alegría y curiosidad. Imagínalo más tarde como un adolescente lleno de esperanza en el futuro con su primera bebida alcohólica en la mano. ¿Crees que en ese momento la visión que tenía de su vida era la de un vagabundo en la calle bebiendo de un cartón de vino y fumando colillas ajenas? Lo dudo mucho. Él, como todos nosotros, fue seducido con sangre fría y cinismo, atraído poco a poco a depender cada vez más del alcohol. Llegó a un punto en el que sentía que no tenía valor para enfrentarse a situaciones sociales sin beber. Se sentía desgraciado sin alcohol y más feliz con él, por lo que concluyó erróneamente que el alcohol le hacía feliz. Sus circunstancias personales, los acontecimientos de su vida, su familia y su situación social hicieron el resto.

La adicción al alcohol funciona de la misma manera que la adicción a cualquier droga. Tienes que ejercer una fuerza de voluntad y una disciplina cada vez más grandes para resistirte a la presión cada vez mayor de beber, para no beber demasiado. Sientes que no puedes dejarlo, así que te conformas con la alternativa: la creencia engañosa de que puedes controlarlo. Tu vida se convierte en una serie de pequeñas demostraciones sin sentido para hacer ver que realmente tienes el alcohol bajo control. Sientes que no puedes compartir tus miedos porque el lavado de cerebro estigmatiza a los que tienen esa enfermedad imaginaria llamada alcoholismo. Debido a tal actitud, te preocupas y sufres solo y en silencio. Parece que eres el único que tiene un «problema». Oyes a otros presumir de cómo pueden beber o no beber, o escuchas que dicen cosas como: «¡Una semana sin probar una gota de alcohol!», «Nunca bebo entre semana» o «Jamás bebo durante el día». Ten en cuenta que te están diciendo tales cosas para convencerte a ti y, sobre todo, a ellos mismos de que no tienen ningún problema.

El hecho de que necesiten demostrar que tienen el control significa que no lo tienen; en realidad, están intentando recuperar el control.

Por un momento, imagina que acudo a ti y empiezo a decirte que he estado una semana entera sin comer ni un solo plátano; aseguro que puedo comer o no comerlos. Y te digo cosas como: «Es más, justo el otro día estuve en una fiesta y casi no comí plátanos. No soy uno de esos tristes que tienen que comerse un plátano por las mañanas; puedo esperar a llegar a casa para comérmelo. En realidad, no tengo ningún problema con los plátanos. Yo controlo su consumo; los plátanos no me controlan a mí». ¿Qué conclusión sacarías? ¿Qué no tengo ningún problema con los plátanos y que lo tengo todo bajo control? Probablemente, pensarías: «¡Vaya! ¡Ese tío tiene un gran problema con los plátanos!». Parece una tontería si sustituimos la palabra alcohol por plátano, pero ¿entiendes lo que quiero decir? El mero hecho de que tengamos que recurrir a una autojustificación tan elaborada implica que hay un problema. Alrededor del 80 por ciento de la población adulta bebe alcohol (la mayoría de forma adictiva), cosa que significa que, en un momento dado, gran parte de ellos están pasando por esta autojustificación; todos los bebedores que son mínimamente conscientes lo hacen. Todos nos apoyamos mutuamente en nuestras justificaciones; creamos una complicidad no verbalizada y, por desgracia, acabamos creyéndonos nuestras propias mentiras y las de los demás.

Como he dicho antes, dejar de beber alcohol es maravilloso y sencillo. Es solo el lavado de cerebro, la idea de que necesitamos el alcohol por sus beneficios ilusorios, lo que crea sufrimiento cuando intentamos dejarlo. En cierto modo, dejar de beber es una doble bofetada, en el sentido de que la mayoría considera que es sumamente complicado. Creemos que sufriremos, no solo al principio, sino durante el resto de nuestras vidas. Eso nos estresa, pero el lavado de cerebro nos dice que el alcohol alivia el estrés. Así pues, estamos afrontando algo que consideramos estresante sin la ayuda que creemos necesitar en situaciones estresantes. Pero la realidad es que el alcohol no alivia el estrés, sino que más bien lo provoca.

No hace falta analizar mucho para darse cuenta de que el alcohol es, de hecho, la principal causa de estrés en la vida del adicto al alcohol. En realidad, cierto grado de estrés en nuestra vida es normal y hasta útil. Forma parte de la condición humana, bebas o no. La vida tiene sus altibajos y se volvería banal si no fuese por esta variedad. ¿No sería maravilloso que los problemas de la vida llegaran a intervalos regulares? Pero, malas noticias, los problemas son como los autobuses: te encuentras con que, en un momento dado, no pasa ninguno y, de repente, pasan tres a la vez.

El cuerpo humano es una máquina maravillosa. Aunque es capaz de muchas cosas, la supervivencia es su máxima prioridad. Nuestro cuerpo ha desarrollado un maravilloso conjunto de señales químicas para asegurarse de que hacemos lo necesario para sobrevivir. Por ejemplo, para asegurarse de que comamos, crea una sensación llamada hambre. Para asegurarse de que bebamos agua, crea la sed. El dolor, considerado por muchos como una maldición, resulta muy útil. Normalmente, cuanto más intenso es el dolor, más grave es el problema y las consecuencias para nuestra supervivencia.

Antes me he referido a uno de los problemas realmente grandes de nuestra sociedad: la mentalidad de «tómate algo». (Sea cual sea el problema, la solución se encuentra tomando una pastilla, una bebida o algo ahí fuera (que se encuentra fuera de nosotros). Nada más lejos de la realidad. Gran parte de la medicina moderna y prácticamente toda la industria farmacéutica se dedican a vender medicamentos que tratan los síntomas y no las causas. Por ejemplo, la aspirina se vende como remedio para el dolor de cabeza, como si el dolor de cabeza fuese el problema, cuando es más bien la consecuencia de algo. En mi experiencia, un dolor de cabeza suele implicar que estoy deshidratado, o quizá responda a la abstinencia de cafeína. Puede significar que necesitas corregir tu visión con gafas o que necesitas más luz en tu escritorio. El dolor de cabeza es una luz de advertencia que te indica que algo va mal. Entonces, ¿cuál es la respuesta? Tomar algo, o sea, ¡apagar la luz de advertencia! Hace muchos años, un compañero de trabajo, un corpulento y afable hombre de Cornualles, me contó que, durante un viaje en coche, la luz de arranque no paraba de encenderse. Le preocupaba y pregunté qué había hecho al respecto. «Taparla con el paquete de tabaco», fue su graciosa respuesta. Ni que decir tiene que al día siguiente se encontró en la autopista esperando a una grúa. El problema no era la luz de advertencia, sino el alternador. Podríamos pensar que mi compañero era un poco estúpido, pero, antes de que te burles de su comportamiento, recuerda que solo hablaba de su coche. La mayoría de nosotros tratamos a nuestro cuerpo del mismo modo, ¡o incluso peor!

No se puede evitar sentir estrés. Es importante aprender a identificar sus causas, así como las que te generan ansiedad. Sin embargo, de niños o incluso de jóvenes, no recibimos formación alguna sobre cómo gestionarlo, acerca de cómo gestionar nuestros pensamientos y sentimientos, utilizando nuestras capacidades innatas para hacerlo sin recurrir a las drogas. De hecho, en nuestra sociedad, la mayoría de la gente dedica más tiempo y dinero a su pelo que a su mente. En esos momentos acudimos a nuestro médico de cabecera, que probablemente tenga una sala de espera llena de pacientes enfermos y que no podrá dedicarte más de entre tres y diez minutos. Con buena intención, probablemente te recete algún tipo de ansiolítico o antidepresivo. Te tomas la medicación y al cabo de un tiempo te sientes mejor. Pero no has resuelto el problema; solo has apagado la luz de advertencia. Cuando pase el efecto de la pastilla, seguirás teniendo las circunstancias, la percepción y el comportamiento que te llevaron a estar estresado. De hecho, las circunstancias probablemente habrán empeorado, porque no te has ocupado de ellas. Así pues, además del estrés inicial, ahora tienes el bajón que se produce cuando desaparece el efecto de la pastilla. ¿Qué hacer? Por supuesto, ¡tomar otra pastilla! He trabajado con clientes adictos a los ansiolíticos. Tras años tomando estos fármacos, su tolerancia es tal que hasta la máxima dosis diaria permitida les proporciona un alivio insignificante. Se sienten fatal si no pueden tomar sus pastillas. Por supuesto, además, les aterroriza lo que pueda ocurrirles si dejan de tomarlas. Están enganchados. En lugar de resolver el problema original, han creado uno nuevo.

Piénsalo un momento: ¿alguna vez te has sentido alterado mientras bebías alcohol, o quizá agresivo, abusivo, rencoroso o enfadado? La verdad es que probablemente nos ha pasado a todos, aunque a veces sea difícil recordarlo. Entonces, ¿cómo podemos llegar a la conclusión de que el alcohol te hace feliz o alivia tu estrés cuando todos nos hemos sentido estresados mientras bebíamos alcohol?

Resumen

En nuestra sociedad, con su actitud de «tómate algo», tratamos los sentimientos incómodos como el problema, en lugar de como lo que son: un síntoma. El alcohol no te da valor. Suprime el miedo y reduce el control sobre tu propio cuerpo. Al mismo tiempo, merma tu capacidad para juzgar, analizar y calcular. Es una mezcla muy peligrosa que a menudo provoca lesiones o incluso la muerte. El miedo es vital; es un elemento clave de nuestro sistema de supervivencia. Por definición, el valor requiere la presencia del miedo. El valor es la capacidad de actuar a pesar del miedo; no es la ausencia de miedo. El valor crece con la práctica. Cuanto más practicas el valor, más valiente te vuelves. Cuando bebemos hasta caer en el olvido alcohólico, no hemos resuelto ningún problema; solo huimos de los síntomas mientras creamos un problema aún mayor.

4
¿El alcohol mitiga el aburrimiento?

El aburrimiento es un estado de ánimo. Cuando bebes alcohol, no te aburres menos. Por ejemplo, cuando esperas, es bastante factible que puedas aburrirte. No puedes ir a ninguna parte; estás atrapado esperando; no tienes nada que hacer. No tienes que estar en ningún otro sitio, excepto allí mismo, esperando. Sin nada que te distraiga, te vuelves más consciente de cualquier incomodidad que puedas sentir en el cuerpo, así como de cualquier pensamiento recurrente o intrusivo que no te haga sentir a gusto. Mientras estás ocupado con otras cosas, normalmente no sentirías ni serías consciente de ninguna de estas sensaciones o pensamientos. Buscas soluciones. Surge el pensamiento: «Podría tomarme algo». Te bebes una cerveza. ¿Estás realmente entretenido? ¿Piensas de repente: «¡Vaya, ya no me aburro!»? ¿Sientes que la cerveza te ha proporcionado una fuente profunda y satisfactoria de estimulación intelectual? ¿Piensas: «Mientras tenga cerveza, nunca me aburriré»? ¡Ni por un momento! Puede que te fijes en que, después de beberte la cerveza, te sientes un poco mejor que hace un momento, porque, al beber alcohol, alivias parcialmente el malestar creado por el propio alcohol en un principio. Eso es todo lo que ha ocurrido.

Si todos los efectos que hemos comentado hasta ahora fueran auténticos, el alcohol sería la droga milagrosa de la época, la que podría darte el resultado que necesitaras, fuera cual fuera, cuando lo precisaras.

Tenlo claro. El alcohol es un depresor tóxico del sistema nervioso central. Eso significa que deprime tu sistema nervioso central; no hace otra cosa. Experimentamos esta intoxicación como un cortocircuito en la percepción, el juicio y el control motor. Elimina ese filtro tan importante entre el cerebro y la boca. El efecto nunca cambia; solo lo hacen las circunstancias en las que bebes. Si estás en una situación feliz y tomas alcohol, crees que eso te hace feliz. Si estás en una situación estresante y bebes alcohol, entonces, aparentemente, te alivia el estrés. El único efecto genuino que recibe el adicto cuando bebe alcohol es aliviar parcialmente el ansia (ya sea mental o física) que el propio alcohol provoca.

No hay ningún otro beneficio. De hecho, lo único seguro es que, cuando bebes alcohol, vas a sentir más ganas de beber más alcohol. Has llegado al punto en que:

UNA COPA ES DEMASIADO
Y MIL NO SON SUFICIENTES.

5

¡Hay vida social sin alcohol!

Una de las mayores preocupaciones de muchas personas cuando piensan en dejar de beber alcohol es qué van a hacer en ciertos entornos sociales. ¿Cómo irán a comer con sus amigos, quienes regarán su filete con vino tinto mientras ellos beberán solo agua? ¿Y quedar con amigos en un bar? No se imaginan bebiendo ocho Coca-Colas. Podemos verlo más claro si observamos otras adicciones. Sea cual sea tu adicción, satisfacer tu deseo mental o físico de la droga es prioritario; socializar se convierte en algo secundario. Se llega a pensar que sin droga no hay vida social.

He trabajado con adicciones a muchas sustancias. Sea cual sea la droga, suelo encontrarme con el argumento de que «ayuda socialmente». Como todos los «beneficios» de beber alcohol, es una creencia engañosa, opuesta a la realidad. Es más sencillo verlo con otras drogas como la cocaína o la heroína. El primer encuentro de la mayoría de la gente con una droga es en un entorno social. Se empieza con un consumo esporádico de «da igual si lo tomo o no». Poco a poco, en función de la disponibilidad, el consumo aumenta hasta que se convierte en un elemento esencial para poder pasarlo bien. El adicto llega tarde o temprano al punto en que la droga deja de ser «algo extra»; simplemente, no puede divertirse si antes no ha aliviado el mono de su droga. Con drogas como la cocaína y la heroína, que no tienen el nivel de aceptación social del alcohol, el adicto suele tener que tomar la droga sin que le vea la gente. Cada vez pasa menos tiempo con sus amigos de toda la vida, y más con otros adictos para quienes su dependencia es aceptable. No está con ellos porque quiera socializar, sino porque puede aliviar su mono sin que nadie lo juzgue. Su necesidad de droga le obliga a pasar menos tiempo con amigos que no la consumen y más tiempo con los que sí. Muchos acaban dedicando todo su tiempo libre a conseguir su dosis. Los adictos hablan del aspecto social, pero no es verdad: se trata de conseguir su dosis con otros que también están consiguiendo la suya.

En Suiza hay centros en los que el Estado suministra heroína pura a los heroinómanos. Ahora bien, no creo que los que utilizan este servicio hablen entre ellos o se entreguen a la interacción social. ¿Cuál es su objetivo? ¿Por qué están en el centro de distribución de heroína? ¿Para entenderse mejor a sí mismos y a los demás? ¿Para participar en una conversación intelectualmente estimulante? ¿Para crear y profundizar relaciones significativas que enriquezcan sus vidas? ¡No! Están ahí para conseguir la droga. Quienquiera que esté o no presente cuando lo hacen es secundario. Lo que les interesa es conseguir su dosis. En mi opinión, para socializar, tienes que estar presente mental y emocionalmente (preferiblemente). Y está claro que si estás bajo los efectos de la heroína, esto no es posible.

El adicto al alcohol no tiene por qué beber a escondidas (aunque muchos lo hacen, sobre todo las mujeres). Sin embargo, muchos utilizan uno de los millones de centros de distribución de drogas socialmente aceptados, conocidos como clubs, bares, cafeterías, pubs, cervecerías, etc. En vez de ocultar nuestro consumo, hemos fabricado ocasiones «sociales» en las que solemos pasar tiempo con bebedores cuyo consumo es parecido al nuestro. Las ocasiones sociales son sobre todo una excusa «legítima» para beber alcohol. Un cliente dentista me explicó que, después del trabajo, tenía la costumbre de parar en un bar donde se reunía con otros amigos profesionales para socializar. Indagué un poco y me explicó que bebían una media de cinco cervezas, a veces más. Le sugerí que probablemente socializar fuese solo una excusa, que en realidad todos iban allí a beber alcohol y que el aspecto social era el resultado de la reunión de unos adictos al alcohol para conseguir su dosis. Se indignó bastante: aunque reconocía que él mismo era adicto al alcohol, sus amigos eran bebedores sociales y no adictos al alcohol; solo se reunían allí todos los días para socializar. Que bebiesen grandes cantidades de cerveza era una coincidencia. Me llamó unos días después algo deprimido porque se había dado cuenta de que todos estaban en el mismo barco: «Todos mis amigos son unos borrachos». (Algo lógico cuando te das cuenta de que todos bebían una cantidad similar de alcohol cada día). También se dio cuenta de que la principal diferencia entre él y sus amigos era que él sí que era consciente de su situación, mientras que sus amigos lo negaban.

Para justificar nuestra forma de beber, cualquier excusa es buena: una celebración, un nuevo trabajo, un día duro, un éxito, un fracaso, una casa nueva, una boda, el nacimiento de un hijo, Año Nuevo, Navidad. Sin embargo, como sucede con el heroinómano, no estás ahí para socializar. Puede que empieces haciéndolo, pero pronto el alcohol empieza a surtir efecto y acabas pareciendo un estúpido incapaz de coordinar sus movimientos y que tiene la lengua de trapo; tu percepción está distorsionada. Recuerdo que estaba convencido de que era el hombre más sexy del local. Probablemente, cualquiera que no se atiborrase de alcohol me encontrase aburrido, contundentemente no sexy ¡y quizá incluso un poco raro! El alcohol mejora tus habilidades sociales de la siguiente manera: hace que arrastres las palabras y te vuelve torpe e incapaz de mantener una comunicación coherente. (El filtro entre tu cerebro y tu boca ya no funciona como debería). Otras habilidades sociales «útiles» que adquieres incluyen volverte emocionalmente volátil, grosero, hiriente o agresivo. Un adicto al alcohol teme no poder pasarlo bien sin beber. Así pues, si, por la razón que sea, no se le permite beber, es más que probable que sienta que se está perdiendo algo y, por tanto, se siente privado, abatido e irritado, características que no ayudan socialmente.

Muchos adictos al alcohol preferirían no salir si no pueden beber. Si crees que necesitas el alcohol para divertirte y que, por el motivo que sea, no puedes beber, ¿qué sentido tiene salir? Sencillamente, no lo pasarías bien. Puede que no estés acostumbrado a ello, pero, físicamente, no hay nada que te impida pasarlo bien, socializar sin alcohol, salvo la creencia de que no puedes socializar sin la bebida. Es esta creencia la que causa el problema.

A Rhea y a mí nos encanta tener invitados. Nos gusta la compañía y la conversación, oír hablar de la vida de los demás, enriquecer la nuestra; el calor de la amistad. Proporcionamos alcohol a quienes beben. Muchas veces nos quedamos hasta tarde, charlando. Nos perdemos en la conversación y nuestros invitados suelen marcharse más tarde de lo previsto. Con frecuencia, nos sentimos más cerca de ellos al final de la velada. Algunos beberán un poco y la conversación seguirá siendo agradable. Hay otros bebedores con los que ya no es posible socializar de forma significativa al cabo de unas horas, porque sencillamente no están ahí. Su cuerpo está, pero su mente, su espíritu o lo que sea no. Cada vez son menos coherentes, hasta que acaban diciendo tonterías. No es posible socializar con sentido bajo los efectos del alcohol.

Mi hija mayor vive y trabaja en el Reino Unido. Hace varios años, su novio y ella celebraron el Año Nuevo con nosotros en Cantabria. Tenían unos veintiséis años. Por interés, les pregunté si no echaban de menos dar la bienvenida al Año Nuevo con sus amigos, la mayoría de los cuales están en el Reino Unido. Me quedé intrigado cuando me explicaron que unos cincuenta amigos suyos habían alquilado una sala en un hotel para dar la bienvenida al Año Nuevo el año anterior (no era la primera vez). Siguieron explicándonos que simplemente no les gustaba una celebración cuyo centro era el alcohol. Su experiencia de esa fiesta en particular y de las anteriores era que, aunque empezaban bien (hacia las ocho de la tarde), al llegar la medianoche muchos estaban tan borrachos que se habían quedado dormidos.

Luego, por supuesto, tenemos los otros aspectos sociales inolvidables: las discusiones, los vómitos, las respuestas demasiado emotivas, los escarceos sexuales en estado de embriaguez. Me quedé francamente asombrado de que lo viesen así. (A su edad, yo, desde luego, no lo veía). Ellos mismos habían llegado a la conclusión de que era irreal, nada auténtico ni divertido. En cambio, aquel año pasaron el fin de año con nosotros, con toda la familia, cenando, charlando y reflexionando sobre el año que se marchaba. A medianoche nos comimos las uvas al compás de las campanadas del reloj de la plaza del Sol de Madrid. (He aprendido que en España es una tradición: al parecer, si consigues comerte las doce uvas antes de que acaben las campanadas, tendrás buena suerte el año entrante). Hubo una copa de cava para los que la quisieron. Nos abrazamos, nos besamos y nos deseamos lo mejor para el año que acababa de empezar. Luego nuestros hijos salieron juntos y bailaron como locos hasta las siete de la mañana.

Toda drogadicción parece social… para el adicto.

Como ya he mencionado, gran parte de cualquier adicción consiste en juzgar a los demás para sentirte mejor contigo mismo. Casi todos tenemos «reglas», líneas invisibles que no cruzamos para asegurarnos de que la cantidad que bebemos no se nos va de las manos. Por ejemplo, antes he hablado de cómo mi padre bebía regularmente Underberg por las mañanas. Cuando lo hacía, jamás hablaba de ello como si fuese más alcohol, sino más bien un energizante.

Con mi padre como ejemplo de lo que podía ocurrir, tuve que invertir mucha energía creativa para convencerme de que yo no tenía un problema. A diferencia de él, que pertenecía claramente a esa vergonzosa categoría conocida como «alcohólicos», yo creía tener mi consumo de alcohol bajo control. Comparado con el monstruo que era mi padre, parecía razonable, pero en realidad era tremendamente absurdo. Si hubiese tenido el control de verdad, nunca habría tenido que demostrar que lo tenía. Muchos intentan justificar su consumo diciendo: «Bueno, no pasa nada si bebes con la comida». Un cliente, escritor, podía beberse regularmente dos botellas durante la comida, pero no creía que tuviera un «problema» porque no bebía por las mañanas.

Imagina que vas de camino a casa desde el trabajo y sabes que cuando llegues a casa te beberás, como siempre, cinco generosas pintas de cerveza. No conduces a casa pensando: «Necesito alcohol cuando llegue a casa. Voy a emborracharme», sino que te dices algo como: «He estado trabajando muy duro. Tengo un trabajo estresante; merezco relajarme. No es tan malo; quiero decir, no es como si bebiese por las mañanas, ¿no?». Se ve muy claramente con los fumadores, que hablan de salir a tomar un café, cuando en realidad lo que van a hacer es fumarse un cigarrillo. Sin embargo, decirte a ti mismo y a los demás: «Necesito un cigarrillo para aliviar el mono de la nicotina», te sitúa en la categoría de «fumador con un problema». Sería como decir: «Soy adicto a la nicotina», mientras que al decir: «Voy a tomar un café», ocultas la verdad. Si eres fumador, ¿qué acompaña al café? Por supuesto, el tabaco (recientemente también el vapeo). Durante gran parte de nuestras vidas nos engañamos a nosotros mismos diciendo que no tenemos un problema; siempre es otro quien tiene el problema. Sea cual sea tu droga, sea cual sea la cantidad que consumas, siempre que seas lo suficientemente creativo, podrás convencerte de que no lo tienes tan mal como «esos otros». Siempre puedes convencerte de que no bebes porque eres adicto, sino porque te mereces un descanso, o porque necesitas dormir, o porque solo bebes en la comida, o porque nunca bebes antes del mediodía, entre semana, solo; o porque nunca bebes nada más fuerte que el vino... Y así *ad infinitum*. Estás rodeado de gente que también quiere creer las mismas mentiras. A veces, tienes que ser muy creativo, pero cuentas con la ventaja de que quieres creer la mentira desesperadamente. Y, claro, si te dices una mentira suficientes veces, acabas creyéndotela. Lo que realmente bebes es siempre más de lo que, de forma consciente, crees que sueles beber.

Un adicto al alcohol siempre está con el mono de alcohol, incluso mientras bebe. Es muy leve; siempre está esa sensación de inseguridad ligeramente vacía. Junto con esto, está el lavado de cerebro que te dice que no puedes pasarlo bien ni relajarte sin alcohol. Este lavado de cerebro crea el ansia mental. Así pues, cuando bebes alcohol en una situación social, te sientes realmente mejor, ya que alivias parcialmente el mono químico y a la vez el ansia mental, ambos creados en primera instancia por el alcohol. El alcohol solo alivia parcialmente el ansia por beber alcohol. Creemos que sin alcohol somos infelices, y con él, algo menos. Por tanto, concluimos que beber nos hace felices y mejora nuestra vida social.

EL ALCOHOL SOLO AYUDA A ELIMINAR PARCIALMENTE LAS BARRERAS A LA FELICIDAD QUE EL PROPIO ALCOHOL PROVOCÓ. NO PUEDE REALZAR SITUACIONES SOCIALES; ES LA GENTE, EL ENTORNO, LA OCASIÓN, LAS PERSONAS LO QUE DETERMINAN LO SOCIAL QUE PUEDE SER UNA SITUACIÓN. EL ALCOHOL PUEDE ARRUINARLAS, Y SUELE HACERLO.

Resumen

Cuando una persona es adicta a una droga, que esté más o menos disponible se convierte rápidamente en requisito para su vida social. Así pues, la vida social consiste en consumir su droga en compañía de otros adictos. Intentar ser social en compañía de personas que no comparten la adicción hará que el adicto se sienta estúpido (porque es estúpido). Sin embargo, con otros adictos se siente más cómodo porque también existe un elemento de complicidad: «Mal de muchos, consuelo de tontos». Por eso los cocainómanos y los heroinómanos sacrificarán su vida social con los no adictos (a menudo, verdaderos amigos) para pasar el tiempo «socializando» con otros adictos a la misma droga. Los que sufren adicción al alcohol no son diferentes. Lo que muchos consideran socializar tiene menos que ver con la amistad que con la simple concentración de adictos al alcohol en su punto preferido de distribución de drogas donde comparten espacios con otros adictos que consumen alcohol.

6
La factura del alcohol es bastante más alta de lo que quieres pagar

Cuando en mis sesiones tocamos el tema del dinero, el comentario más común es: «No me preocupa mucho». Otros tienen la opinión contraria, se dan cuenta de que el coste de la adicción al alcohol no es solo el dinero que gastan en alcohol, sino mucho mucho más. Mi pregunta a los que aparentemente no se preocupan por el dinero es: ¿por qué no os preocupa el dinero? Seguramente miras por aquí y por allá para ahorrarte un par de euros en necesidades básicas, pero con el alcohol lo das por hecho. Basándonos en la observación y en los precios actuales, el bebedor medio gastará entre ciento cincuenta mil y doscientos mil euros en alcohol a lo largo de su vida. Hay muchos bebedores que gastarán fácilmente el triple de esa cantidad. El problema es que solo pensamos en lo que cuesta una cerveza o, a veces, en lo que gastamos en un día. Si creemos que no podemos disfrutar de la vida sin alcohol, entonces daremos por sentado que «tenemos» que gastar ese dinero si queremos salir y socializar. Mientras estudiaba, siempre andaba corto de dinero. Tenía poco dinero pero tampoco tenía muchos gastos. La razón por la que andaba corto de dinero es porque gastaba prácticamente todo en tabaco y alcohol.

Casi nunca pensamos en estos términos porque lo gastamos en «pasarlo bien». Mientras creas que no puedes pasártelo bien sin alcohol, ¿qué otra opción tienes realmente? También están los costes más sutiles asociados al alcohol: por ejemplo, si estás constantemente bajo sus efectos (ya sea con el mono o intentando aliviarlo), entonces no podrás rendir al máximo en ninguna tarea. Siempre andarás en desventaja y no podrás desarrollar todo tu potencial.

Luego tenemos los costes adicionales asociados con los daños a tu propiedad y a la de los demás. ¿Cuántas personas se lo pensarían dos veces antes de ofrecerte un trabajo o una colaboración si te han visto borracho? Seguramente, alguna vez te has despertado después de una noche de juerga y has pensado: «Joder, ¿adónde se me ha ido todo el dinero?». ¿Cuánto te has gastado en taxis solo para poder beber alcohol? Luego están los costes adicionales si te metes en un lío o si te detienen o acabas teniendo que pagar una multa o algún tipo de indemnización a la otra parte. ¿Cuál es el inmenso coste económico para ti si pierdes el trabajo por culpa de la bebida? ¿Y si te quedas sin carnet de conducir? A algunos de mis clientes, lo que les hizo abrir los ojos fue perder el trabajo o el carnet.

Solo cuando empecé a trabajar para ayudar a otros a liberarse de su adicción al alcohol, me di cuenta de cuánto dinero había yo malgastado en alcohol. Es alucinante cómo nos han lavado el cerebro para que lo aceptemos como si nada. Creemos que el alcohol es lo que nos hace felices en estas situaciones sociales. Nos han lavado el cerebro para que creamos que «sin alcohol, no hay vida social», así que aceptamos el dinero que gastamos en alcohol como cosas de la vida, un gasto con el que tenemos que vivir si queremos ser felices o al menos tener una vida social. Me he gastado el equivalente a decenas de miles de euros en algo que no me ha aportado absolutamente nada, en algo que, de hecho, me ha perjudicado física y mentalmente, que ha hecho que no estuviera presente en algunos de los momentos más importantes de mi vida.

ES UN GRAN TIMO.

No sirve de nada pedir ayuda al Gobierno, ya que este vive en un verdadero conflicto de intereses. Cada año, recibe miles de millones de euros en impuestos procedentes de la venta de alcohol, por lo que presta mucha más atención a los grupos de presión de la industria del alcohol que a ti, a mí o al electorado en general. Podemos concluir entonces que el mayor traficante de drogas de España o de cualquier país suele ser el Gobierno. Camina por prácticamente cualquier calle y verás alguna valla publicitaria con un anuncio de una bebida alcohólica. Asimismo, los acontecimientos deportivos, las redes sociales y prácticamente todas las revistas rebosan de anuncios con imágenes de personas sanas, atractivas, aparentemente dicharacheras y acomodadas que beben alcohol y se lo pasan en grande. Estas imágenes forman parte del lavado de cerebro y guardan poca relación con lo que realmente supone el consumo de alcohol o su adicción, tanto personal como socialmente. Puedes decir: «Oye, si tantas personas lo hacen, ¿cómo es posible que tanta gente pueda estar equivocada?». Me recuerda a ese dicho español: «Mal de muchos, consuelo de tontos» o «Come mierda, sabe deliciosa; después de todo, un billón de moscas no pueden estar equivocadas».

No caigas en la trampa del «si todo el mundo cree algo, debe de ser verdad». Jamás subestimes el instinto borreguil del ser humano. La historia está llena de creencias extensamente aceptadas que, con el tiempo, se demostraron incorrectas: por ejemplo, la Tierra es plana; el Sol gira alrededor de la Tierra; hay vida inteligente en Venus; hay canales en Marte; las brujas existen y deben ser quemadas vivas; un carro arrastra al Sol por el cielo.

Y, para acabar, pregúntate lo siguiente: ¿qué hace el Gobierno respecto a una droga que anualmente mata a miles de personas y cuesta miles de millones de euros a las empresas y a la sociedad? Recauda impuestos y permite que la industria se autorregule.

Resumen

El precio que supone la adicción al alcohol va mucho más allá del dinero que gastamos en comprarlo. Afecta a todos los aspectos de nuestras vidas. Sin embargo, rara vez nos detenemos a pensar en ello, así como no nos detenemos a considerar los daños colaterales en nuestras relaciones, la salud, la productividad y la felicidad, por poner solo algunos ejemplos.

7
Los bebedores pasivos

Durante muchos años, la industria tabacalera negó que fumar tabaco fuese perjudicial. Consiguieron que fumar de forma pasiva ni siquiera se viera como un problema. Cualquiera que sugiriese que causaba enfermedad y muerte a los no-fumadores que tenían la desgracia de inhalar humo ajeno era tachado de «uno de esos santurrones» o «quejicas filántropos». El daño que causa inhalar humo ajeno ha quedado probado más allá de toda duda. Y, al igual que existe el fumar pasivo, existe también el beber pasivo, que podríamos definir como el daño infligido a un tercero por el consumo de alcohol que realiza otra persona.

Lo he vivido en mis propias carnes, e incluso debo admitir que yo mismo he causado ese daño. Los efectos del consumo pasivo de alcohol incluyen muchos traumas, como tener unos padres o una pareja ausentes, el abandono de unos hijos cuyas necesidades jamás serán cubiertas, los abusos sexuales, físicos o psicológicos, las heridas emocionales o físicas, apuñalamientos, suicidios, asesinatos, accidentes de tráfico, cambios de humor, discusiones, agresiones, pérdida de trabajo, trabajos mal terminados, embarazos no deseados, infelicidad crónica, enfermedades incapacitantes, depresión, angustia mental o muchos más. Muchas veces, los efectos del consumo pasivo de alcohol perduran más que el propio bebedor. Puede que haya muerto o se haya ido, pero el daño y el sufrimiento continúan en sus hijos y en quienes le conocieron. El dolor y el sufrimiento no solo se limitan a quienes están en la presencia física inmediata del bebedor, sino que suelen ser intergeneracionales. En realidad, ¡no es de extrañar que el alcohol haya sido identificado como la droga más dañina de nuestra sociedad!

Si has vivido en un hogar alcohólico, comprenderás las terribles y profundas cicatrices que puede crear vivir con unos padres que son adictos al alcohol.

Yo era el mayor de cuatro hermanos (siete en total, si contamos a los hermanastros y hermanastras). En mi infancia, me pasaba horas enteras en el coche con mis hermanos, mientras mi padre se emborrachaba en el bar. Luego, en tal estado, nos llevaba a casa. Algo horrible era que, cuando estaba borracho, solía abusar sexualmente de dos de nosotros, una situación que se prolongó durante años; en mi caso, entre los siete y los trece años. Me llevó muchos años y mucho trabajo, junto con el amor incondicional y sin reservas de mi esposa, afrontar e integrar la pesadilla que fue mi infancia. Las heridas están curadas, pero las cicatrices permanecen. Mi hermana nunca se ha recuperado del todo. Recuerdo que cuando era adolescente, cada vez que volvía a casa, la primera pregunta era: «¿Cómo está papá? ¿Está borracho?». La siguiente pregunta era: «¿Mal borracho o borracho estúpido?». Me refería a cómo le había afectado el alcohol; si era probable que se mostrase enfadado/agresivo/violento, o simplemente empalagosamente sentimental y repulsivo. Si la respuesta era «mal borracho» (enfadado/agresivo/violento), sabía que probablemente me esperaba una paliza o algún tipo de acoso, por lo que, si estaba a tiempo, me escabullía rápidamente. Si estaba «borracho como una cuba», entraba en casa, pero intentaba evitarlo, pues era muy probable que dijese delante de sus amigos borrachos y con lágrimas en los ojos lo mucho que nos quería. En tales ocasiones, nunca me sentí querido, más bien avergonzado e incómodo y lleno de una rabia furiosa e impotente. Todos sabíamos que no era sincero. Tanto para él como para mi madre, mentir era siempre más fácil que decir la verdad. En ocasiones, falté al colegio (al igual que mis hermanos) por culpa de los moratones que salían tras sus palizas. Nunca había dinero para nada, pues todo se iba en tabaco y alcohol. Podría contarte aquí una historia tras otra de abusos, vergüenza, promesas rotas, violencia y abandono. Mi historia no es ni mejor ni peor que las de algunos de mis clientes y de muchas otras personas cuyas vidas siguen arruinadas por su experiencia como hijos de padres tóxicos. La mayoría de los casos de maltrato infantil tienen que ver con el alcohol, y creo que la mayoría no se denuncian.

Mi padre falleció en 1990, con cincuenta y tres años, principalmente a causa de los efectos de sus adicciones al alcohol y al tabaco. Pasé muchos años integrando la experiencia como hijo de un adicto al alcohol. Unos años después de su muerte, recuerdo que, en 1998, sentí que lo había perdonado. Lo hice por mí. Ya no le guardo rencor.

Tal vez estés leyendo esto y pienses: «Bueno, al menos yo no soy así. No soy un monstruo». Mientras bebemos alcohol, es decir, mientras somos adictos al alcohol, siempre podemos utilizar casos como el de mi padre para demostrar que «no estamos tan mal». Pregúntate: ¿alguna vez te has mostrado impaciente o de mal humor con alguien por culpa de una resaca? ¿Alguna vez has dejado de estar presente para un ser querido por culpa del alcohol? ¿Has roto alguna vez una promesa por su culpa? ¿Le has dicho alguna vez algo hiriente a tu pareja delante de los niños mientras bebías alcohol y después te has arrepentido? Todo adicto al alcohol ha hecho daño a otra persona como consecuencia de haber bebido. El problema es que, como el alcohol provoca un cortocircuito en nuestro juicio, sencillamente no nos damos cuenta del daño que causamos.

Hace unos treinta años vivíamos cerca de Marbella. Desde una terraza en lo alto de nuestra casa podíamos ver un tramo de la carretera principal de la costa, la N-340 (carretera Costa del Sol). Todos los años, varios turistas borrachos morían atropellados al intentar llegar desde la playa (donde habían estado bebiendo la mayor parte del día) hasta su alojamiento, cruzando a pie lo que entonces era una especie de autovía sin barrera central, con coches que circulaban a más de cien kilómetros por hora. Eran incapaces de calcular correctamente la velocidad de cierre y carecían de control y coordinación motriz. ¿Por qué lo hicieron? Porque el alcohol les había hecho perder el miedo. Imagina el terrible sufrimiento para el conductor que mató al turista y para la familia del fallecido. Un dato interesante es que el 50 por ciento de los peatones adultos que mueren en accidentes de tráfico están bajo los efectos del alcohol. Así es: ¡no el conductor, sino el peatón! E imagínate qué dolor emocional conlleva este suceso.

He estado en un club en Fleetwood, en Inglaterra, donde un hombre borracho asesinó a su novia en los aseos, al parecer por bailar con otro hombre. He visto a personas a las que han golpeado con una botella en la cabeza por derramar la bebida de alguien. Todo bastante alejado de las imágenes de personas felices, sanas y atractivas que aparecen en la publicidad de los fabricantes del alcohol. En España, hacen un penoso esfuerzo por demostrar una actitud responsable cuando añaden a los anuncios una advertencia de risa: «Bebe con moderación, es tu responsabilidad», cuando se han gastado un dineral para incitarte a hacer lo contrario. ¡Qué hipocresía descaradamente cínica! La industria del alcohol no sería ni una fracción de su tamaño actual si no fuese porque la mayoría de los bebedores de alcohol son, de hecho, adictos al alcohol.

LA INDUSTRIA DEL ALCOHOL NECESITA A LOS ADICTOS AL ALCOHOL PARA SEGUIR SIENDO RENTABLE.

Los maravillosos beneficios del alcohol son una ilusión, un timo. Los únicos que sacan beneficios de que la gente beba alcohol son la industria alcohólica, los traficantes de drogas legales y el Gobierno de turno (también lleno de adictos al alcohol).

Despiértate a la verdad de esta droga: las palizas, los divorcios, el sufrimiento, las puñaladas, la violencia, las muertes, los ahogados, los abusos físicos y sexuales, los niños abandonados, los cambios de humor, los suicidios, la ruina económica, la angustia, el dolor, la culpa. La magnitud del sufrimiento y del despilfarro que causa el alcohol no tiene parangón. A su industria, apoyada como siempre por la de la publicidad, se le ha permitido crear un sufrimiento espantoso. ¿A cambio de qué?

Un cliente, médico de profesión, me dijo una vez: «Geoffrey, estoy de acuerdo con lo que dices. He experimentado muchos de estos efectos negativos. Pero también me he divertido mucho con mis amigos con el alcohol; hemos hecho cosas salvajes».

Tuve que darle la razón, pues yo también me lo había pasado genial con amigos mientras bebía alcohol, pero los grandes sentimientos que me producen esos momentos se deben a los amigos con los que estaba, no a que estuviese bebiendo alcohol. La gente aburrida sigue siendo aburrida, por mucho que beba. Los amigos son personas cuya compañía disfrutas y aprecias con o sin alcohol.

La mayoría de las cosas escandalosas o locas que supuestamente he hecho estando borracho suelen ser cosas de las que apenas tengo recuerdos. Son anécdotas reconstruidas a partir de recuerdos confusos y de la memoria de otras personas.

Las cosas escandalosas o «divertidas» en las que he participado son escandalosas o «divertidas» del mismo modo que lo son algunos vídeos de YouTube: alguien a quien empujan a una piscina completamente vestido, o que recibe un pelotazo en la cara, o que tropieza, o que se cae de un monopatín o de una bicicleta.

Un compañero mío (de la escuela de náutica), cuando estaba muy borracho, solía mearse en el armario. En otras ocasiones, cagaba en medio de la habitación que compartía con otra gente. Divertido, ¿eh? Casi nos meamos encima cuando su compañero de habitación nos lo contó. Supongo que el hecho de que tu ropa huela a pis ajeno y tu habitación apeste a mierda es muuuuuy gracioso, ¿no?

Un buen amigo mío cogió un tren de Londres a Stafford, se

saltó la parada y se despertó a la mañana siguiente en Carlisle. ¡Qué divertido! Era la época anterior a los teléfonos móviles. Por supuesto, su mujer y su familia estaban preocupadísimas. No había llegado a casa aquella noche. Nadie sabía dónde estaba ni qué le había pasado. ¡Qué divertido!

Otro amigo mío se emborrachó junto con su chica en casa de los padres de ella; se le metió en la cabeza probar un poco de sexo salvaje; ató a su chica a la cama de sus padres y enseguida se quedó dormido, al igual que ella. Así los encontraron los padres de la chica. Ella, borracha, atada a la cama; él, desnudo y borracho en el suelo. ¡Qué raro que sus padres no le vieran la gracia!

Hay una competición sin fin por contar la historia más escandalosa, mejor y más divertida sobre el alcohol. No puedes ser un bebedor serio, uno del club, hasta que tengas al menos una historia de este tipo relacionada con el alcohol. Como aquella vez que intentaste ligar con la pareja de tu amigo y no te diste cuenta de que él estaba delante. O aquella vez que vomitaste en el bolso de una pobre chica. O cuando te echaron de una discoteca por estar borracho. O aquella ocasión que pasaste una noche en una cárcel en el extranjero por estar borracho y montar un escándalo. Todo esto se convierte en mitología alcohólica y demuestra lo divertido que eres en realidad, un tipo que «vive y juega duro». ¿De quién fue la idea de que convertirnos en imbéciles tarados gracias a una droga muy tóxica, hasta el punto de que perdemos el control de nosotros mismos, equivale a jugar duro? Yo diría que escalar, montar a caballo, correr, nadar, cualquier actividad que suponga un reto físico y/o mental puede llamarse lógicamente «juego duro». La ventaja añadida es que después te sientes genial. Emborracharte, apenas cuenta. ¡No es difícil hacerlo! ¡Lo único que tienes que hacer es seguir echándote alcohol por el gaznate hasta que ya no entre más!

Nos reímos y quitamos importancia a situaciones que, en cualquier otro caso, se considerarían alarmantes o patéticas. Un amigo mío conducía hasta la ciudad los fines de semana para emborracharse con todos nosotros. El problema era que solía sufrir un lapsus de memoria y olvidaba dónde había dejado el coche. Dedicamos un par de domingos por la tarde a registrar los aparcamientos y las calles de la ciudad para encontrar su automóvil (con un juego de llaves de repuesto…, si es que no las había perdido también). Aquello nos hacía reír de lo lindo. Aún más divertida era la técnica que había desarrollado para superarlo: aparcaba el coche y, antes de empezar a beber, llamaba a su contestador y dejaba un mensaje para sí mismo en el que decía dónde había dejado el coche y las llaves. ¡Los lapsus de memoria alcohólicos son muy divertidos!

Cuando estás en compañía de hombres que beben mucho, puede que incluso oigas a algún payaso intentar convertir una pelea en una historia estupenda. Pero ¿son realmente tan graciosos la violencia, las puñaladas y los malos tratos? Recuerdo que una de las bromas habituales entre los bebedores era: «Nunca me he acostado con una mujer fea…, pero seguro que me he despertado con unas cuantas». (Una situación que también conocerán muchas mujeres bebedoras).

En cierta ocasión, mi sobrino salió a celebrar la Nochevieja (como siempre, emborrachándose con los amigos). Se cayó y se rompió la pierna tan gravemente que necesitó una operación en la que le insertaron clavos y placas de acero que no prendieron, por lo que tuvo que someterse a una nueva intervención quirúrgica. Meses de sufrimiento y posibles problemas para el futuro. No tardará mucho en incorporarse a la mitología alcohólica, ¿verdad?

Resumen

Es difícil calcular el daño directo y generacional que causa el alcohol. Gran parte del sufrimiento de nuestra sociedad hunde sus raíces en él. Esto abarca desde la violencia y los abusos más obvios, tanto en público como en la intimidad del hogar, hasta los efectos menos visibles pero igualmente perjudiciales de unos padres incapaces de estar presentes para sus hijos. A todos nos afecta directa o indirectamente. El consumo de alcohol se ha clasificado como la droga más perjudicial de nuestra sociedad, y con razón.

BLOQUE 5

Una felicidad que nunca te imaginaste

Un mendigo estaba sentado en una caja junto a la carretera, como había hecho durante más de treinta años. Llevaba allí tanto tiempo que era la única vida que recordaba. Un día, al pasar un desconocido, extendió automáticamente su cuenco y le dijo:

—¿Tienes algo de cambio?

—No tengo nada que darte —dijo el forastero—, pero ¿qué hay en esa caja en la que estás sentado?

—Nada —respondió el mendigo—, solo es una vieja caja en la que llevo sentado desde que tengo uso de razón.

—¿Has mirado alguna vez dentro? —preguntó el desconocido.

—No, no lo he hecho —respondió el mendigo—. Qué sentido tendría; es solo una vieja caja. No hay nada dentro.

—Mira dentro —dijo el desconocido.

Tras moverla un poco, el mendigo consiguió quitar la tapa. Se quedó atónito al ver que estaba llena de oro. Se quedó mirando con incredulidad y asombro.

La verdadera riqueza es la alegría radiante de estar plenamente presente junto con la paz profunda y la felicidad que esto lleva a tu vida. Imposible mientras seamos dependientes del alcohol. Mientras buscamos fuera migajas de placer, validación, o simplemente intentamos llenar ese vacío con alcohol, perdemos nuestra verdadera oportunidad de ser felices, que es infinitamente mayor que la que pueden ofrecer las drogas y el estatus.

1
Estar presente de manera *mindful*

Algunos años antes de dejar de beber, decidí que me gustaría aprender a meditar. Pasé muchos años empleando mi tiempo libre y mi dinero en visitar y escuchar a respetados maestros. Probé muchos tipos diferentes de meditación, pero jamás llegué a avanzar demasiado. En 1996 me fui a trabajar a Hong Kong durante año y medio. Me pareció otra oportunidad para tomarme en serio la meditación. Pronto descubrí que el mayor obstáculo era el alcohol. La meditación consiste en ser capaz de estar totalmente despierto, de experimentar plenamente el momento presente de forma intencionada y sin juzgar, lo cual no resulta muy compatible con el alcohol. No beber alcohol te da la posibilidad de tener la mente más lúcida y estar presente en tu vida. Para mí, dejar de beber alcohol fue como despertarme, sin haber sido consciente de que había estado dormido antes. No había comprendido hasta qué punto me estaba recuperando siempre de los efectos de mi última copa. Solo cuando dejé de beber me di cuenta de que me había acostumbrado a vivir en una especie de mundo ligeramente borroso y algo desenfocado. El alcohol eliminó la nitidez de mi vida. Llevaba tanto tiempo así que pensaba que la vida era eso; quiero decir que pensaba que así es como uno debía sentirse por las mañanas; por lo demás, sentirme un poco aturdido o con poca energía eran cosas de mi edad. Todas las mañanas engullía monstruosas cantidades de café caliente y cargadito para despejarme. Sin él, me sentía aturdido y no podía pensar con claridad.

Una vez estaba en un bar con un grupo de compañeros de

trabajo, uno de los cuales acababa de recoger sus gafas nuevas. Las monturas eran bastante elegantes y varios de nosotros nos las probamos. Cuando Mark (uno del grupo) se probó las gafas exclamó: «Joder, pero sí veo». Era tan sencillo como que tenía un problema de vista; se le había ido deteriorando con los años, pero al final se había acostumbrado a ello. Nos explicó que simplemente pensaba que los bares estaban siempre oscuros y llenos de humo, y que por eso nunca veía bien dentro de ellos. Creía que a todo el mundo le ocurría lo mismo. Pero cuando se probó las gafas, de repente lo vio todo con claridad. Hasta ese momento, no tenía ni idea de que existiera ese otro mundo nítido y claro. La experiencia de Mark sirve como analogía de mi vida sin alcohol. Dicho al revés, era como si al beber me viera obligado a llevar unas gafas que, en lugar de mejorar mi vista, afectaban negativamente no solo a mi vista, sino también a mi espíritu, mi energía, mi autoestima y mi motivación.

Una gran alegría de no beber alcohol es la libertad: la libertad de no tener que estar constantemente intentando controlar su consumo; la libertad mental de ser uno mismo; la libertad de escapar de la esclavitud a la que te somete el alcohol.

Me encanta sentir que ahora me despierto alerta y sintiéndome vivo. Soy más productivo. Tengo una agudeza de pensamiento que no es posible cuando siempre estás intoxicado o recuperándote de la última copa. Dispongo de más energía. Mi cuerpo no está sobrecargado para combatir los efectos de la intoxicación crónica. No tengo que envenenarme con pastillas para el dolor de cabeza y café para afrontar el día.

Gozo de libertad, tranquilidad, fortaleza de espíritu, valor, autoestima, paz en mi corazón y alegría; de poder estar aquí y ahora, de estar presente en el momento. Me acompaña un profundo sentido de agradecmiento por estar vivo. Es un mundo maravilloso.

Tendemos a aceptar el mundo tal y como se nos presenta. Caemos en esa trampa que nos dice que si tantos otros creen algo, pues entonces ese algo debe ser verdad. Es el poder del lavado de cerebro del alcohol; nos mete en la «caja de la adicción». Sobre las paredes de esta caja se proyecta el lavado de cerebro: un mundo hiperrealista de trescientos sesenta grados, a todo color y con sonido envolvente, que parece totalmente real (un poco como en *Matrix*). Nuestra experiencia con el alcohol está totalmente condicionada por ello. Liberarnos mientras seguimos creyendo en el lavado de cerebro es como intentar encontrar un lugar utilizando un mapa que está al revés. Aunque permanecer en la caja resulta aterrador (podemos ver el daño que nos estamos haciendo a nosotros mismos y a nuestras vidas), la idea de salir de ella también da mucho miedo. Lo más cruel del lavado de cerebro de la caja de la adicción es que, si intentamos escapar y fracasamos, no vemos que el lavado de cerebro sea el problema; somos incapaces de darnos cuenta de que la información en la que se basa nuestra comprensión de la adicción al alcohol y que utilizamos posteriormente para intentar liberarnos está diseñada para mantenernos en la caja. Teniendo en cuenta todo esto, se puede entender perfectamente que no consigamos liberarnos y que lleguemos a la conclusión de que somos nosotros los que de alguna manera estamos «rotos», somos personas de voluntad débil o tenemos defectos genéticos. Pero no somos ninguna de estas cosas; lo que sucede es que, simplemente, nos hemos dejado engañar, como millones de personas, por el lavado de cerebro.

El lavado de cerebro asegura que lo veas todo al revés de como es en realidad, que tu punto de vista sobre las cosas quede distorsionado. Así, aunque seas una persona inteligente, ingeniosa, tengas una fuerza de voluntad asombrosa, mientras te creas el punto de vista manipulado y falso del lavado de cerebro de «dentro de la caja», tus esfuerzos por liberarte se basarán en ese modelo deliberadamente manipulado y engañoso. Así, te parecerá difícil o imposible salir. Te conviertes en algo parecido al perro que saboreaba su propia sangre creyendo que estaba saboreando el hueso. Una vez fuera de la caja, cuando te liberas de la adicción al alcohol, tienes la imagen completa, y te conviertes en el hombre que observa al perro (en vez del propio perro). Puedes ver la realidad más que claramente: todos los beneficios que has percibido son más bien lo contrario. También entenderías por qué el perro saborea erróneamente el hueso, por qué cree que obtiene un auténtico placer del hueso. Entenderías por qué guarda tan celosamente su hueso. Pero en ningún momento envidiarías al perro. Del mismo modo, jamás debes envidiar a los bebedores.

Todas las drogas adictivas funcionan igual. Crean una sensación de vacío, una especie de agujero. La trampa se cierra cuando intentas llenarlo utilizando precisamente la misma droga que lo creó. El lavado de cerebro nos deja ciegos y no nos deja ver cómo es el proceso en realidad. El miedo a enfrentarte a la vida sin la droga lo refuerza. A medida que esta te arrastra física, mental y espiritualmente, te sientes más dependiente de ella. Parece que el único momento en que te sientes bien es cuando estás anestesiado, cuando no puedes sentir ni pensar. Comienzas a perder valor y la confianza en ti mismo. Conseguir la siguiente dosis parece la única forma de obtener algún tipo de alivio respecto al sufrimiento que te causa el alcohol. Te das cuenta de que eres menos capaz de resistir. El tiempo entre dosis y dosis se hace cada vez más corto. Sin embargo, cuanto más consumes, más te arrastra y más dependiente eres. Es el camino hacia la perdición y la autodestrucción.

En mis grupos, pido a las personas que creen tener la mente abierta que levanten la mano. Primero defino mente abierta de la siguiente manera: en primer lugar, reunir pruebas de forma imparcial; luego, basándose en esas pruebas, llegar a una conclusión. Todos levantan la mano. A continuación, les digo que, aunque creamos que tenemos la mente abierta y que somos objetivos, en realidad ocurre lo contrario. Lo que sucede es que primero adoptamos un punto de vista (normalmente, el que nos presentan de niños nuestros padres, profesores, la religión, la sociedad, la publicidad) que sentimos en nuestras entrañas que debe ser el correcto; luego, forzamos los hechos y nuestra experiencia para que encajen. Lo que no casa con ese punto de vista se suele ignorar o despreciar. Los científicos (supuestamente son los que recopilan y analizan la información más objetivamente) funcionan así. Se dividen en partidarios de una hipótesis/teoría o de otra; cada cual defiende ferozmente su punto de vista, convencidos de que tienen razón e incluso, en ocasiones, recurriendo a ataques personales, denigrando a quienes sostienen opiniones diferentes a las suyas. Las creencias se pueden adoptar y sostener como la verdad por la inmensa mayoría sin ser nunca correctas. Durante cientos de años se consideró un hecho evidente que la Tierra era el centro del universo y que el Sol y todos los demás cuerpos celestes giraban a su alrededor. Aunque comprensible, hoy en día, esta creencia parecería primitiva, cuando no absurda, teniendo en cuenta lo que sabemos actualmente de la cosmología y del lugar que los humanos ocupamos en el cosmos. Esto es muy ilustrativo de cómo funciona la creencia humana.

Los modelos creados por el lavado de cerebro forman la lente a través de la cual entendemos nuestra experiencia. El lavado de cerebro generado por el alcohol crea el modelo o la caja en la que intentamos encajar nuestra experiencia. Y si todos los demás compran ese modelo parasitario, habremos creado una especie de engaño colectivo. Una publicidad poderosa y convincente, la manipulación de datos y estudios, la forma en que se presenta el alcohol en los medios de comunicación... Todo ello crea el modelo del «planeta alcohol», un mundo imaginario deseable, sano, divertido, dinámico, exclusivo y atractivo, en el que todos bebemos «responsablemente»; por otro lado, en este modelo, cuando no bebemos responsablemente y nos metemos en un lío, el resultado no es más que otra graciosísima «historia legendaria con el alcohol como protagonista».

Una vez que te liberes de la trampa, una vez que salgas de la caja de la adicción, te volverás libre para escribir tu propio guion. Es como despertar de un sueño horrible y poder seguir adelante y disfrutar de tu vida y tener el valor de hacerlo.

2
Bebedores de atracón

Para muchos, es la categoría más confusa de la adicción al alcohol. Es creencia común que un alcohólico tiene la necesidad de beber todos los días. Sin embargo, el bebedor de atracón sabe que tiene un problema también porque, aunque no bebe todos los días, cuando lo hace, siempre se pasa. En mis sesiones, suelo encontrarme con personas que no prueban ni gota durante días, semanas o meses, pero que, sin embargo, cuando beben lo hacen como si no tuvieran fin. Está demostrado que beber de atracón es aún más peligroso para el hígado.

Podemos distinguir dos tipos de bebedores de atracón:

- Los que no echan de menos el alcohol cuando no están bebiendo y que no lo consideran mucho más que una especie de anestésico.
- Los que echan de menos el alcohol cuando no beben; muchas veces, son bebedores «on/off» intermitentes. Cuando no beben, se están «absteniendo».

Ahora bien, independientemente de la categoría en la que se encuentren cuando beben, lo hacen compulsivamente, lo que puede acabar en una «borrachera». Una vez que empiezan, siguen hasta que ya no pueden tomar más. No hay medias tintas. Las consecuencias se olvidan o simplemente se ignoran.

La primera categoría la forman las personas a las que no les gusta el alcohol. De hecho, la mayoría de las veces lo ven más o menos como lo que es. Normalmente, no lo tocarían. Sin embargo, creen que es eficaz como anestésico legal, sin receta, y que está disponible fácilmente. Cuando la vida los sobrepasa, cuando la realidad es demasiado, cuando sienten que ya no pueden más, recurren a la botella. Han caído en el lavado de cerebro de que el alcohol es una forma eficaz de bloquear la mente frente al estrés. El problema es que irse de juerga no resuelve los problemas, sino todo lo contrario. Suele empeorar cualquier situación. Si te sientes deprimido o estresado, tomar algo que sea depresivo solo hará que te hundas aún más. Cuando te despiertes de esta borrachera, ¿cómo crees que te sentirás? ¿Te sientes preparado para enfrentarte a los problemas de los que intentaste escapar? ¿Te sientes preparado para enfrentarte al mundo? ¡Por supuesto que no! Probablemente, te sientas aún más deprimido y menos capaz de enfrentarte a la vida, así que, de hecho, sientes con más fuerza que necesitas otra copa. Con toda probabilidad, los problemas que intentas bloquear están empeorando. Sin la atención necesaria, las situaciones se deterioran. Las personas que beben de esta manera no son necesariamente adictas al alcohol; solo buscan el efecto anestesiante. La gente puede destruir su vida en días o semanas de esta manera. Es algo que sucede, créeme.

Con frecuencia, la persona que está con la borrachera empieza a darse cuenta de que la bebida está destruyendo su vida, creando dificultades incluso más graves que los problemas que quería bloquear en un principio. Decide que «ya es suficiente» y toma la decisión de dejar de beber y seguir con su vida. El problema es que la persona continúa creyendo en el lavado de cerebro, en el mapa mental distorsionado. Esto significa que la persona sigue siendo vulnerable, ya que tarde o temprano se encontrará en circunstancias igualmente difíciles y en su mente continúa creyendo que, aunque el alcohol tiene su «lado malo», no deja de ser una forma de manejar el estrés o la ansiedad. Mientras que la verdad es que el alcohol hace todo lo contrario.

Por otro lado, tenemos al bebedor binario, que adopta dos

posturas respecto al alcohol: on/off. Tiende a seguir patrones similares a, por ejemplo: seis meses on, seis meses off; un mes on, tres meses off, etc. Muchas de estas personas, cuando no beben, se convierten en aburridos «santurrones». Echan de menos el alcohol y no paran de hablar de él. Pasan mucho tiempo juzgando a todos los demás bebedores (que siguen bebiendo). Se convierten en el «azote más santo que tú» de los demás bebedores. Son unos pesados. ¿Por qué? Porque, erróneamente, sienten que han tenido que renunciar o sacrificar algo. En otras palabras, lo echan de menos. En vez de alegrarse, de celebrar su libertad sienten lástima de sí mismos y languidecen en una especie de rabieta autoinfligida. No pueden ver la ironía de estar añorando y deseando algo que ellos mismos no desean tener. Por eso dejaron de beber en primer lugar. El alcohol estaba teniendo un efecto terrible en sus vidas. Si hubiera sido posible beber alcohol sin ninguno de los problemas que lo acompañaban, nunca lo habrían dejado, ¿verdad? En otras palabras, añoran algo que ni siquiera existe.

A menudo empiezan a obsesionarse con el alcohol e intentan evitar la tentación de las situaciones «peligrosas». Esto es dejarlo por cojones. Mientras sigan creyendo que han hecho un sacrificio, continuarán sintiéndose desgraciados. La tensión aumenta. Cada vez piensan más en beber y negocian internamente: «No será tan malo si lo controlo. Esta vez será diferente. ¿Cómo voy a disfrutar de la boda, el cumpleaños, la Navidad sin beber?». Tarde o temprano, la vida les pone en una situación en concreto (cierto acontecimiento social o un periodo de más estrés) en el que irrumpe toda esa presión de añoranza constante y, una vez más, abrazan la bebida. La presión de todo ese deseo acumulado hace que beban como si estuviesen recuperando el tiempo perdido. Recuerda que la necesidad de alcohol la crea la propia droga, cosa que significa que, cuanto más se emborrachen, más «necesitarán» al día siguiente. Una vez que asimilan la realidad de haber vuelto a beber alcohol (y darse cuenta de que es algo muy distinto de lo que añoraban), empiezan a sentirse deprimidos. No obstante, date cuenta de que cuando no bebían también se sentían desgraciados, anhelando algo que ellos mismos no querían tener.

Con esta actitud un bebedor, simplemente, no puede ganar; no puede liberarse de la esclavitud Se siente desgraciado cuando no bebe porque está añorando falsas ilusiones, el lavado de cerebro (cosas que sencillamente no existen). Cuando ya no puede aguantarlo más, bebe de nuevo, solo para sentirse deprimido por encontrarse otra vez en la caja de la adicción (la realidad del adicto al alcohol, la única que ha existido).

Intenta explicarle todo esto a alguien que no bebe alcohol, a una de esas personas cuya primera experiencia fue sencillamente tan horrible que no quiso volver a probarlo. No lo entenderá, imposible. «¿Qué demonios ven en ello los bebedores? ¿Qué sentido tiene? ¿Por qué no lo dejan?». Si nunca has sido adicto a la heroína, probablemente harías la misma pregunta a los heroinómanos. Curiosamente, los no-bebedores no suelen juzgar tan duramente a los bebedores como lo hacen los bebedores intermitentes. Los bebedores «on-and-off» echan mucho de menos su placer, su muleta, y en consecuencia tienen que usar constantemente la fuerza de voluntad y la disciplina para mantenerse en el «camino recto». Ver a otros beber mientras ellos sufren les resulta irritante. En lugar de decir que lo echan de menos, dan sermones sin invitación sobre los males de la bebida a cualquiera que los escuche, vigilando y criticando la ingesta de los que los rodean. Muchos bebedores que están «en recuperación» se ajustan a este perfil.

Uno de los miedos de mis clientes es que no quieren convertirse en horribles exbebedores «santurrones» que desprecian a los que siguen bebiendo alcohol. Solo ocurre si sientes que has sacrificado algo. Una vez que hayas comprendido plenamente la trampa del alcohol y puedas verlo como lo que realmente es (como harás cuando termines este libro), en vez de caer en el lavado de cerebro (la forma en que la industria del alcohol quiere que veas su producto), sentirás lástima o compasión por aquellos que siguen atrapados en la caja de la adicción.

Resumen

La manera en la que se manifiesta la adicción al alcohol en la vida de una persona depende de muchas circunstancias. Siempre sigue el mismo patrón, ya sea diario, semanal, mensual o cada pocos meses. Hay tres estados:

- Borracho/bebedor
- Resaca/recuperación
- Ansioso por la próxima dosis de alcohol

Las limitaciones son la oportunidad, la capacidad física, el arrepentimiento o la culpa. Muchas personas dejan de beber los domingos. Se sienten demasiado mal para beber el lunes, el martes, el miércoles, cuando empiezan a sentirse humanos de nuevo. Entonces empiezan a pensar en el fin de semana, ansiosos por saber cómo disfrutarán del fin de semana sin alcohol. Posponen la decisión una semana más. No hay otros estados.

3
Libérate del miedo al miedo

Lo que tememos cuando pensamos en liberarnos no es el miedo a la realidad de no beber. No beber es maravilloso. Lo que sucede es que tenemos un «miedo al miedo» creado por ideas parasitarias.

El alcohol, como cualquier droga adictiva, no solo arruina tu salud, tu autoestima y la confianza en ti mismo, sino que te hace más temeroso y menos valiente. Mientras estás en la caja de la adicción, te engañas creyendo que el alcohol te ayuda a enfrentarte a las situaciones difíciles. Para cualquiera que esté fuera de la caja, es obvio que hace exactamente lo contrario. En realidad, la caja de la adicción es como un mundo dentro de otro mundo. Combinado con el miedo creado por el parásito de la adicción, te quedas con la sensación de que no puedes enfrentarte a la vida ni disfrutarla sin tu droga, y de que es imposible escapar. Incluso si por algún capricho del destino lo consigues, lo que te espera es una vida de sufrimiento y miseria. Las falsas ilusiones y el lavado de cerebro de la adicción al alcohol son exactamente opuestos a la realidad.

Una de las mayores alegrías de ser libre es que te sientes mucho más capaz de afrontar cualquier obstáculo que la vida ponga en tu camino. Todos atravesamos altibajos, pero sin alcohol los buenos momentos son mejores y los inevitables bajones no son tan malos. ¿Por qué? Porque siempre se estará mejor preparado emocional, física y mentalmente para afrontar esos retos si no se tiene que luchar antes contra esa constante sensación de vacío.

Ser adicto al alcohol genera miedo: miedo a dejar de beber, miedo a seguir, miedo a lo que puedas estarle haciendo a tu salud. Lo único que parece ayudar es un trago. Pero la bebida, en realidad, te deja aún menos capacitado para afrontar eficazmente cualquier problema. Estás creando más estrés en tu vida.

La vida no se convierte de repente en un jardín de rosas solo porque hayas dejado de beber alcohol. Ni el estrés desaparecerá súbitamente solo porque hayas dejado de beber. En mi caso, sigo estresándome, sigo enfadándome, pero mi respuesta tiende a ser más mesurada, más adecuada y eficaz. (Es decir, mi respuesta no crea más estrés, como solía ocurrir antes). El hecho de que me sienta más fuerte y más capaz dentro de mí mismo significa que hay muchas menos situaciones en las que me siento sobrecargado. He recuperado el valor y la confianza en mis propias habilidades. He crecido. Desde fuera de la caja de la adicción, está muy claro que el alcohol nunca ayudó con el estrés. El único estrés que aliviaba parcialmente era el estrés que traía consigo beber alcohol.

EL ESTRÉS QUE ALIVIAS CUANDO CONSUMES ALCOHOL ES EL ESTRÉS CAUSADO POR LA NECESIDAD DE BEBER ALCOHOL.

Las bebidas relajantes siempre se bebían en momentos relajantes; las bebidas alegres, en momentos alegres. No es que el alcohol produzca relajación y felicidad; es simplemente que te sientes fatal si no puedes beber en esas situaciones y por eso llegas a la conclusión de «caja de adicciones» (lo contrario a la realidad) que te dice que el alcohol te hace feliz o te relaja. El hecho es que siempre que bebía alcohol intentaba volver a sentirme como antes de necesitar alcohol.

IRÓNICAMENTE, BEBÍA ALCOHOL PARA SENTIRME COMO ALGUIEN QUE NO BEBÍA ALCOHOL.

Puede parecer contradictorio, pero solo tengo que observar a las personas de mi círculo social que no beben alcohol: van a fiestas y se lo pasan en grande; se relajan después del trabajo, como cualquier otra persona; tienen confianza en sí. Y todo esto lo hacen sin necesitar alcohol. Cuando bebes, nunca estás más relajado que un no bebedor en la misma situación. No eres más feliz ni tienes más confianza en ti mismo; de hecho, tendrás menos confianza y menos valor que la persona que no bebe.

Otro aspecto estupendo de no beber alcohol es que experimento la felicidad con más frecuencia. Es más, cuando me siento feliz, es porque estoy realmente feliz. Soy capaz de sentir alegría. Ya no tengo que tomar una droga depresiva solo para sentirme «normal». Cuando estoy relajado, me siento verdaderamente relajado física y mentalmente. No estoy perdido en el «Planeta Alcohol», sino genuinamente relajado. Me siento más valiente porque consigo practicar el ser valiente.

El alcohol crea esa sensación de miedo e inseguridad. Es lo que nos hace seguir haciendo algo que no necesitábamos antes de empezar. Vivimos con miedo a no poder enfrentarnos a situaciones sociales si no echamos mano del alcohol; miedo a no poder relajarnos sin alcohol; miedo a no ser nosotros mismos sin alcohol; miedo a no poder afrontar determinadas situaciones sin alcohol. Lo que no vemos mientras estamos en la caja es que son el alcohol y el lavado de cerebro los que crean tales sentimientos. Como el caballo y la valla eléctrica desconectada, ¿te acuerdas? Sin embargo, cuando te liberes del lavado de cerebro, todos estos miedos desaparecerán. No sufrías estos miedos antes de empezar a beber alcohol, y, una vez que dejes de hacerlo, los miedos también desaparecerán. Son las ideas parasitarias del alcohol las que crean estos miedos y es el adicto al alcohol quien los sufre.

El listado de ventajas de no beber alcohol es tan amplio que uno no sabe ni por dónde empezar: tengo más dinero y más energía; estoy más sano; tengo más confianza en mí mismo; pienso con más claridad; me siento más capaz; puedo relajarme de verdad; mis relaciones son mejores. Es la noche y el día. Liberarme de la esclavitud de la droga, tener paz en mi corazón y experimentar la alegría de vivir es algo que no tiene precio.

Imagina por un momento que vives en un país donde no existe el alcohol. Nadie bebe y, por tanto, nadie necesita beber ni lo echa de menos. Nunca has probado el alcohol. Voy a intentar convencerte de que lo pruebes. Una regla importante es que no puedo mentirte, tergiversar los hechos (lo que se conoce como publicidad) ni ocultarte información. En otras palabras, tengo que limitarme a decirte la verdad sin ningún tipo de ornamento. Así pues, tendría que decirte cosas como:

- Es altamente tóxico. De hecho, es probable que las primeras dosis de la droga te hagan enfermar físicamente.
- Es un depresor del sistema nervioso central. Si tomas demasiado, entrarás en coma y morirás.
- Te convertirá en un imbécil.
- Te incapacitará para mantener una conversación inteligente.
- Eliminará el filtro entre tu cerebro y tu boca haciéndote decir lo primero que se te pase por la cabeza, ya sea grosero, hiriente, agresivo o violento.
- Perderás la coordinación y el control de tu cuerpo.
- El consumo prolongado causará daños cerebrales globales, daños hepáticos y probablemente cáncer.
- La naturaleza de la droga es que llegarás a sentirte dependiente de ella. Sentirás que no puedes funcionar sin ella.
- Te hará sentir miedo.
- Destruirá tu autoestima.
- Te convertirá en un esclavo.
- Destruirá tu hígado.
- Te costará literalmente decenas o cientos de miles de euros.
- Provocará una reducción global de tu eficacia. Creará impedimentos serios a tu desarrollo personal y profesional.

- Llegarás a un punto en el que siempre estarás funcionando con una eficacia reducida, porque, o estarás drogado, recuperándote de los efectos tóxicos de la última dosis, o ansioso por la siguiente.
- Tus hijos llevarán las cicatrices psicológicas de ser bebedores pasivos durante el resto de sus vidas.
- La droga reducirá tu tiempo de reacción y deteriorará tu juicio y coordinación.
- La droga también elimina el miedo necesario para la supervivencia. Así pues, aunque seas menos capaz de emprender cualquier tarea, la droga creará la impresión engañosa y letal de que eres más capaz y que desbordas confianza en ti mismo.
- La droga es un potente diurético. Esto significa que, en ocasiones, provocará una deshidratación aguda y, como consecuencia, tu cerebro se encogerá. Al día siguiente, te dolerá horriblemente la cabeza mientras tu corazón intenta bombear sangre a tu deshidratado y encogido cerebro.
- Además, te sentirás como si te hubiera arrollado una locomotora.
- Tardarás al menos tres, quizá hasta diez días, en recuperarte totalmente de la dosis de la droga.

Bueno, esas son las desventajas... ¿Y cuáles son las ventajas? Pues..., es que no hay ventajas. De hecho, la droga no hace absolutamente nada por ti. No te favorece en nada. No te proporciona ningún beneficio real, ni uno solo.

¿Puedo tentarte para que pruebes esta droga?

¡Mira el alcohol por lo que es! Aquí no ocurre nada malo, sino todo lo contrario: está ocurriendo algo maravilloso.

Observa las cosas tal y como son, no como la industria te lo ha vendido. Si lo vieras tal como es, no querrías probar el alcohol; mucho menos gastarte miles de euros para envenenarte sistemáticamente con él.

Tal vez me podrías decir: «Vale, si esto es así, ¿por qué no oímos hablar más de ello?». Recuerda la regla de oro: quien tiene el oro hace las reglas. Cualquier industria implicada en la venta de drogas rebosa dinero. Y las drogas pueden ser legales o ilegales, se pueden vender a través de canales oficiales o fuera de ellos.

La prensa está dominada por la publicidad del alcohol. Basta con abrir cualquier revista lustrosa para hacerse una idea del poder adquisitivo de la industria del alcohol. Muchas de las vallas publicitarias están dedicadas a su consumo; es una de las pocas industrias que puede permitírselo. ¿Qué imágenes contienen? El alcohol se asocia al sexo, la diversión, la vitalidad, la riqueza, el éxito, el atractivo, el ingenio. Imágenes que se alejan muchísimo de la cruda realidad. Por otro lado, está la industria del cine y de la televisión que perpetúan el lavado de cerebro del alcohol y nos vende la imagen de esta droga como un pasatiempo social que es divertido, nos da valor, nos ayuda a relajarnos, es vital para el éxito de una fiesta. Nuestros héroes beben más alcohol del que físicamente es posible, transmitiendo el mensaje de que forma parte normal de la vida de un héroe.

Algunos de los anuncios de cerveza son divertidísimos. Saben cómo divertirnos. Como toda propaganda, nos seducen para que asociemos un estado emocional agradable provocado por el ingenio y la astucia del anuncio con una determinada marca de cerveza. Una vez más, no vemos nada de peleas, violencia, familias rotas, embarazos no deseados, comentarios hirientes, vidas arruinadas, días de trabajo perdidos, etc.

El lavado de cerebro más ridículo es que el alcohol es una ayuda social/sexual. Nada más lejos de la realidad. Recuerdo que, siendo soltero, pasé meses intentando cortejar y acostarme con una chica muy atractiva. Tras un gran esfuerzo por mi parte, acabamos borrachos y en la cama juntos por primera vez. Probablemente, duró horas (no sé si fueron realmente horas o solo lo parecieron). Simplemente, no podía eyacular. Al final, lo conseguí. Al día siguiente, me desperté con la sensación de que un gato se había cagado en mi boca. Mis recuerdos eran borrosos. Por las conversaciones posteriores, estaba claro que no recordaba nada o, en el mejor de los casos, muy poco de la noche anterior. Llevé a la chica a su casa. Tuvimos que parar para que pudiera vomitar románticamente al borde de la carretera. Cuento esta experiencia en particular no porque fuese especialmente fuera de lo común, sino porque era representativa del tipo de maravillosa ayuda sexual y social que me proporcionaba el alcohol. Después de tanto tiempo, pasión y energía persiguiendo a la que para mí era una mujer especialmente atractiva, la experiencia no fue mejorada, sino que quedó destruida por el alcohol. Incluso me he quedado dormido durante el sexo. ¡Eso sí que es romántico! ¡El alcohol me convirtió en una auténtica máquina de amor! El problema era que casi todas las experiencias sexuales de aquella época estaban impulsadas por el alcohol. Pensaba que el alcohol era una parte esencial del proceso. Ahora sé que el sexo (o hacer el amor..., si lo prefieres) siempre es mejor si estás realmente presente, es decir, sobrio. Es más intenso, más apasionado. Los resultados son profundamente más satisfactorios y, lo que es más, puedes recordarlo todo al día siguiente. Cuántas vidas se han arruinado tras una noche de sexo mediocre imposible de recordar y que acabó con un embarazo no deseado con todas sus consecuencias.

Otra imagen especialmente absurda es que beber alcohol es de algún modo excitante y rebelde: «Quiero ser rebelde, así que lo haré haciendo lo que hace el 80 por ciento de la población adulta». Francamente, eso no me parece mucho como acto de rebeldía; suena más a lavado de cerebro. Un verdadero acto rebelde, de arar tu propio surco, sería no convertirte en esclavo del alcohol. La industria alcohólica gasta millones para crear una imagen para cada marca de bebida: Bacardi es para la gente de la noche; el whisky de malta añejo es para el hombre de éxito con gusto adquirido (cosa que significa que esa bebida sabe horrible); la cerveza es para los chavales... Podría seguir y seguir, pero...

TODOS VENDEN EL MISMO DEPRESOR TÓXICO DEL SISTEMA NERVIOSO CENTRAL: EL ALCOHOL.

Recuerda que cualquier bebida alcohólica se compone de tres cosas: la droga adictiva de sabor desagradable y fabricación barata, el alcohol; los aromatizantes y saborizantes utilizados para disimular el sabor (para hacer más apetecible la droga adictiva desagradable); y la propaganda, las ideas parasitarias. No hay más.

La fórmula es sencilla: la publicidad está diseñada para engancharte una vez y mantenerte enganchado toda tu vida. A partir de ese momento, cuenta con que la industria alcohólica se quedará con un porcentaje de tus ingresos hasta que te mueras. Además, puedes perder la salud, el hígado, la autoestima, la familia, el trabajo, tu valor. Como les sucede a todos los adictos al alcohol, tu calidad de vida podría menguar, tu autoestima podría derrumbarse, tendrías menos energía o podrías, como unas entre quince mil y treinta mil personas al año en España, morirte por culpa del alcohol. La cifra de muertes relacionadas con el alcohol supera los tres millones al año en todo el mundo.

4
Otros bebedores

Una de las tácticas clave desarrollada por Bernays y empleada por Herman Goebbels (ministro de propaganda de Adolf Hitler), y que la industria de la publicidad y de las comunicaciones siguen utilizando con grandes resultados, es la llamada «cristalización de la opinión pública». Se basa en la siguiente premisa: una idea se considera más creíble, y, por tanto, es probable que tenga un mayor impacto, cuando procede de una supuesta «fuente desinteresada», es decir, no de la entidad que se beneficiará obvia y directamente de la idea. Antes he citado el timo del gin-tonic, que actualmente sigue estando de moda en España. En lugar de anunciarse abierta y directamente como una empresa a la que le gustaría que comprases más de su producto, se lanza una iniciativa de marketing, quizá una serie de artículos aparentemente independientes escritos por un tercero de confianza. O tal vez se organice algún tipo de evento (por ejemplo, partidos de vóley playa o una exposición). O quizá se difundan reportajes sobre personajes famosos (bebiéndose un gin-tonic, por supuesto). La colocación del producto es otra estrategia que garantiza que este esté en todas partes: «El gin-tonic está de moda», «Todo el que es alguien entiende y aprecia las sutilezas del gin-tonic» (acuérdate del cuento del traje del emperador).

Sea cual sea la droga, sea cual sea la adicción, siempre existe cierta complicidad entre compañeros adictos. Los drogadictos tienen que pasar el rato juntos y darse mutuamente el apoyo moral necesario para no sentirse estúpidos. Pasan gran parte de su tiempo justificando y racionalizando su adicción. Los adictos al alcohol no son distintos. El trabajo de la industria del alcohol y de sus publicistas consiste en darles a los adictos al alcohol los argumentos y las herramientas que necesitan. Crean una actitud de «cualquiera que no tome la misma droga que nosotros es obviamente un imbécil aburrido». La industria alcohólica tiene el equipo comercial más grande del mundo: los bebedores o adictos al alcohol. Es algo que no cabe olvidar: prácticamente, todos los bebedores que conozcas trabajan para la industria del alcohol, ¡lo sepan o no! (Ya te digo que la mayoría no lo sabe). Yo también he aportado mi granito de arena a la industria alcohólica, aparte de la fortuna que he invertido por mi cuenta. He hecho todo lo que he podido para enganchar a otros, con cierto éxito, admito no sin vergüenza.

Un hombre que dejó de beber alcohol conmigo se sintió libre y feliz de no beber más. Su familia también estaba contenta..., hasta que organizaron una mariscada en la que varios miembros de la familia intentaron que volviese a beber: «Un trago no te hará ningún daño»; «No seas tan aburrido»; «Vamos, no puedes celebrarlo sin un poco de vino blanco»; «Este vino es tan bueno; no sabes lo que te pierdes», etc. Cuando le mencioné esto a otra clienta, ella comentó: «¡Dios, hay que ser perverso para hacer eso!». Pero no, no son mala gente, simplemente son drogadictos. Se sentían estúpidos por tener que beber alcohol, mientras él había elegido no hacerlo. La regla tácita en este tipo de encuentros es que no se puede ser feliz sin alcohol. Si alguien deja de beber y se muestra claramente feliz por ello (obviamente), el adicto al alcohol puede empezar a sentirse incómodo. ¿Por qué? Porque le estás recordando que necesita su droga. Ahora bien, repito que a los bebedores no les importa que un exbebedor no beba, siempre que no se sienta feliz al respecto. Verlo feliz, relajado y capaz de afrontar la vida lejos del alcohol implica que se sentirán obligados a justificar su propio consumo. A menudo, harán lo que puedan para que vuelvas a engancharte.

Una vez que dejes de beber y seas felizmente libre e independiente del alcohol, acepta que te hagan preguntas estúpidas. Me refiero a ese imbécil que, en cuanto te vea, te dirá: «Entonces, ¿todavía no bebes?», «¿Cuánto crees que durarás?», «Pronto volverás a beber, jejeje; acuérdate de lo que te digo». Ese tipo de gente quiere que, o bebas, o sufras. El lavado de cerebro hace que equiparen no beber alcohol con sufrir. Si dejasen de beber, se sentirían privados de algo y desdichados. Esperan que tú también. No pueden imaginar por qué tú no te sientes necesitado y desgraciado. De lo que no se han dado cuenta es de que no has hecho ningún sacrificio. Has visto las cosas tal como son. Afortunadamente, te has liberado de la esclavitud de la adicción al alcohol. En realidad, son ellos los que están sacrificando cosas: energía, vitalidad, valor, confianza y libertad. No envidies a los adictos al alcohol; siente compasión por ellos. Justificarán constantemente por qué beber es tan estupendo y explicarán que beben porque quieren.

Cualquier persona que sea adicta a algo, aunque no lo llame conscientemente drogadicción, se siente estúpida de un modo instintivo. También siente que no puede disfrutar o afrontar la vida sin su droga. Al principio, le costará creer que realmente no bebes y que eres feliz sin ello. Si eres libre e independiente del alcohol, entonces, por muy atractiva que intente hacer parecer la bebida, sus palabras sonarán vacías incluso a sus propios oídos. Si alguien se pone demasiado pesado con su pregunta: «¿Cómo te sientes sin beber?», y si te aburre la respuesta sincera de: «Estupendo, ¡gracias!», puedes, si lo deseas, dar la vuelta a la tortilla y preguntar: «¿Cómo te sientes al tener que beber alcohol?».

Si se ponen expansivos sobre lo maravilloso que es beber y acerca de cómo ellos eligen beber, recuerda que todos los adictos mienten, no solo a los demás, sino sobre todo a sí mismos. Los adictos siempre intentan convencerte a ti y a sí mismos de que eligen beber y de que tienen el control. La alternativa es vivir con el estigma social que conlleva esa enfermedad imaginaria conocida como alcoholismo, y todo el mundo está desesperado por evitarlo. Recuerda que el hecho de que alguien tenga que controlar su consumo significa que no tiene el control; es el alcohol el que controla a ese alguien. Están luchando por recuperar el control. Para tomar nuestra primera bebida alcohólica tuvimos que obligarnos a superar el mal sabor y los horribles efectos, y, sin embargo, pocos años después, la vida sin alcohol nos parecía imposible. Ahora no podemos imaginarnos disfrutando de la vida sin alcohol. Sentimos que no somos capaces de relajarnos sin ella. Entonces, ¿qué ha cambiado? La droga no ha cambiado en absoluto, solo nuestra percepción de ella.

LA DROGA NUNCA CAMBIA, SOLO CAMBIA NUESTRA PERCEPCIÓN DE LA DROGA.

No la necesitábamos entonces y no la necesitamos ahora. El alcohol es venenoso y adictivo. Una vez que te vuelves adicto, tienes que beber alcohol para sentirte normal.

BEBES ALCOHOL PARA INTENTAR SENTIRTE TAN BIEN, TAN RELAJADO COMO ALGUIEN QUE NO NECESITA BEBER ALCOHOL.

Todo lo demás son ideas parasitarias. Podemos ser muy creativos con nuestras justificaciones y racionalizaciones. Cuenta con el hecho de que conocerás a personas inteligentes y elocuentes que te darán justificaciones muy razonables y que suenen lógicas. Las escucho continuamente en mis sesiones. Pero tales argumentos no son más que eso: justificaciones más bien patéticas de alguien que se siente atrapado. Nuestros familiares y amigos más íntimos suelen ser los peores. Nos conocen y tal vez hayan visto nuestros intentos anteriores de dejarlo, abstenernos o reducir nuestra ingesta; es comprensible que no tengan mucha confianza en nosotros cuando se trata del alcohol. Recuerda que lo ven imposible para ellos, así que también lo considerarán imposible para ti. Cuando digas algo como: «¡Maravilloso, soy libre, soy independiente del alcohol!», probablemente te respondan con algún comentario aguafiestas como: «No cantes victoria tan pronto» o «No es tan fácil», «A ver si es verdad», «Vamos a esperar». Pero la pregunta es: ¿esperar y ver qué? Porque si esperas a que ocurra «algo», entonces estás esperando nada. No importa cuánto tiempo lleves siendo libre, porque, una vez que has visto cómo es la trampa, ya eres libre. Eres libre desde el momento en que tomas la decisión. Entonces, ¿cuándo puedes decir que eres libre? Desde el primer día, ¡por supuesto! Cualquier otra cosa es dejarlo por cojones o meterte en recuperación.

En la recuperación tienes que ir «día a día», porque, aunque te hayan sacado del fango, genéticamente parece que eres un «fangólico». Eso significa que no puedes curarte, lo que quiere decir que pasarás el resto de tu vida luchando contra la tentación de volver a lanzarte nuevamente al fango. Pero una pregunta, una vez que veas la trampa tal y como es, ¿por qué querrías volver a tirarte de nuevo?

Una de las cosas que observé en Alcohólicos Anónimos (aparte de la idea terriblemente tóxica de que eres impotente ante el alcohol) fue que prácticamente todo el mundo sabía (incluso algunos sabían hasta la hora y el minuto) cuánto tiempo había pasado desde su última bebida alcohólica. Es una pérdida de energía. La postura es errónea. Cuentas cada uno de los días que has sufrido y lo marcas en tu calendario «día a día» para recordarte que, a pesar del sufrimiento, no eres libre, aunque hayas conseguido «ralentizar» la enfermedad. ¡Qué deprimente! La actitud subyacente es: «No puedo curarme, pero ¿cuánto podré aguantar esta vez?». No se trata de ningún tipo de competición o sufrimiento. Te estás liberando de una horrible adicción. Una vez que eres libre, no necesitas perder el tiempo contando los días. Estás pasando de la esclavitud a la libertad y la independencia.

No olvides que los adictos al alcohol sufren un lavado de cerebro, por lo que les resulta imposible creer que se puede dejar de beber alcohol sin hacer algún tipo de sacrificio. Creen que, aunque dejes de beber, eres como el «fangólico» y que tendrás que ejercer disciplina toda tu vida para no beber. De hecho, es todo lo contrario. Una vez seas libre, no hay disciplina que valga. ¿Por qué demonios querrías volver a tirarte al fango? No pueden o no quieren ver la realidad; son ellos los que están sacrificando algo al tener que seguir bebiendo alcohol. Están sacrificando su energía, su salud, su dinero, su memoria, su capacidad para estar presentes, la calidad de sus relaciones, su valor, su confianza, su tranquilidad, su amor propio y su libertad. Son ellos los que tienen que pasarse la vida intentando controlar su consumo. ¡Son drogadictos! ¿Sentirías envidia de un heroinómano? ¡Por supuesto que no! No hay nada que envidiar. De hecho, los bebedores te envidiarán a ti, en secreto o abiertamente.

Recuerda que el mundo está lleno de vendedores de alcohol. Aparte de la publicidad diseñada y pagada por la industria, que a su vez recibe el apoyo del Gobierno a través de los impuestos que genera, los vendedores más efectivos son cada uno de los adictos al alcohol. Podrás reconocerlos fácilmente: beben alcohol. Recuerda que hasta el 80 por ciento de la población adulta lo hace. Muchos vivirán y morirán sin darse cuenta de que son adictos. Observarán el hecho de que tienen que controlar su forma de beber como una prueba de que lo tienen todo controlado.

SI TIENES QUE CONTROLAR LO QUE BEBES,
ES QUE NO TIENES EL CONTROL,
¡ES EL ALCOHOL EL QUE TE CONTROLA A TI!

Incluso si empiezan a sospechar que no tienen el control, no buscan ayuda, porque hacerlo implica que pueden tener que sufrir el estigma social de ser un «alcohólico» que padece una enfermedad que no existe, que no puede definirse claramente (ni siquiera por los llamados expertos) y para la que, según esos mismos sabios, no hay cura. El miedo a esta enfermedad imaginaria hace que muchos se pasen la vida engañándose a sí mismos y a los demás para evitar el estigma. Por tal motivo, muchos sufren en un silencio desesperado cuando la gente debería felicitarlos.

El alcohol es una droga, exactamente igual que lo es la heroína. Ambas son muy tóxicas y muy adictivas. ¿Cuál es la diferencia? Simplemente que el alcohol es legal y la heroína no. Recuerda que las leyes que rigen la venta y el consumo de alcohol han sido escritas por adictos al alcohol.

No te olvides de que fue el lavado de cerebro al que pusieron su granito de arena los vendedores de alcohol (otros bebedores) lo que nos enganchó en los principios. Es solo la falsa ilusión de que otros bebedores lo tienen controlado, de que a otros bebedores les encanta beber alcohol, lo que hace que la gente se sienta desgraciada en lugar de maravillosamente libre cuando deja de beber alcohol.

Un comentario que recibo de vez en cuando es que, si un bebedor no sabe que está enganchado, al menos tiene la ilusión del placer. Seguramente no es tan malo que sea una ilusión; al menos si es una ilusión que hace algún tipo de bien.

El perro y su hueso es una analogía bastante buena de lo ridícula que es esta justificación. ¿Qué crees, que mientras el perro no se daba cuenta de que la sangre que saboreaba era suya y que el hueso le estaba destruyendo, no pasaba nada? ¿Mientras no se dé cuenta de que le está matando, al menos será feliz? No tendría ningún sentido, ¿no? A menos, claro, que seas un adicto al alcohol y el miedo te lleve a racionalizar y justificar de forma más y más ridícula lo que en el fondo sabes que es una estupidez.

Una vez que dejé de beber alcohol, una de las cosas que realmente me sorprendió (aunque probablemente no debería haberlo hecho) fue sentir que otros adictos al alcohol me envidiaban. Al principio, muchos se ponían a la defensiva intentando justificar que tenían el control, que necesitaban o bebían poco alcohol, que podían beber o no beber y, por supuesto, que la bebida que tenían en ese momento en la mano era solo una rápida, única copa o caña ocasional o especial. Esto iría acompañado de un interrogatorio escéptico: realmente, ¿no lo echaba de menos? ¿No estaba sufriendo? Me di cuenta de que querían que sufriese, no mucho, solo un poco. Entonces empezó a ocurrir algo interesante. Poco a poco, algunos comenzaron a darse cuenta de que estaba realmente feliz y aliviado por no tener que beber más, de que en realidad no era yo quien tenía un problema. ¿Cómo podía tener un problema? ¡No bebía! Empezaron a darse cuenta de que, lejos de sentirme estigmatizado, me sentía libre. Verme en fiestas, celebraciones y otras reuniones sociales, bailando, cantando y divirtiéndome sin convertirme en un imbécil alcoholizado les abrió los ojos y, por primera vez, muchos sintieron que liberarse del alcohol era posible.

Por supuesto, mis clientes y yo seguimos encontrándonos de vez en cuando con esos adictos al alcohol que intentan presionarnos para que nos tomemos una copa: «Solo una», «¿No me acompañas?». Las personas que presionan no son malas, perversas, como a algunos les gustaría pensar. Simplemente, son adictos al alcohol. Se sienten estúpidos si ellos beben y tú no, y si encima estás contento con tu decisión, peor se lo pones. Temen enfrentarse a la vida sin alcohol. Una vez más, de lo que no se dan cuenta es de que el miedo lo causa el alcohol.

Así pues, que no te quepa duda: una vez que dejes de beber alcohol, una vez que seas libre, nunca más envidiarás a los adictos al alcohol; sentirás compasión por ellos.

5

¿Qué pasa con los bebedores ocasionales?

Antes de empezar esta parte, no olvides que los bebedores mienten sobre cuánto y qué beben. Probablemente, lo han hecho tantas veces que ni siquiera recuerdan la verdad. El hecho es que todos los que consumen esta droga adictiva y tóxica van por el mismo camino.

Solo hay dos factores que determinan cuánto alcohol bebe un adicto al alcohol:

1. La tolerancia física y la sensibilidad física de la persona al veneno alcohol.
2. Las restricciones o «frenos» que reducen las oportunidades de beber.

En primer lugar, están, pues, las personas a las que una cantidad relativamente escasa de alcohol, menos de una cerveza pequeña, les hace sentirse mal rápidamente, o hace que tengan la sensación de estar borrachas, achispadas o ligeramente fuera de control, algo que les resulta muy desagradable. Probablemente podrían engancharse si perseveraran, pero los síntomas que produce el alcohol en sus cuerpos son tan horribles que no le ven el sentido. No beben alcohol o ceden a veces a la presión social y beben para brindar, por ejemplo, en una boda. Otros simplemente no tienen capacidad para beber más que un par de cervezas pequeñas, ya que se intoxican rápidamente con esa cantidad. Tres cervezas pueden hacer que pasen el día siguiente en la cama sintiéndose muy enfermos.

En segundo lugar, hay que hablar de las restricciones que actúan como frenos. Suelen ser cosas como el dinero, la necesidad de trabajar, el miedo al estigma social, a perder el carnet de conducir, tener que llevar a los niños al colegio, el efecto sobre la familia, que los demás los juzguen, tener una presentación importante la mañana siguiente, la hepatitis, etc. Estos frenos son muchos, variados y dependen del individuo.

El dinero, sobre todo cuando empezamos a beber, es un factor clave. Sencillamente, no tenemos dinero para beber todo lo que podríamos en otras circunstancias. Empezamos bebiendo cosas baratas como calimocho, vino en cartones, cerveza barata o sidra. Nuestra ingesta se ajusta a nuestro presupuesto. También comenzamos así a crear una tolerancia a la droga. Por eso, a medida que pasa el tiempo, se tiende a cambiar a una marca más cara o a algo con mayor graduación. El alcohol se concentra más en la bebida, es decir, un mayor porcentaje de la bebida es alcohol. Y, por supuesto, como auténticos imbéciles, pagamos para comprar una imagen que nos haga sentir mejor con nosotros mismos, disfrazando lo que realmente ocurre. Por ejemplo, nos convertimos en sibaritas de los buenos vinos. Utilizamos las ideas parasitarias, la propaganda desarrollada por los fabricantes para justificar el consumo de su producto: Bacardi es para «gente de la noche» mientras que Bacardi Limón es «expresión urbana». ¡Suena guay, signifique lo que signifique! Cada marca tiene una imagen que puedes comprar para sentirte mejor contigo mismo. No tienes que vivir con el hecho de que la idea de una situación social sin alcohol te asusta. En tu mente no bebes por el alcohol, sino por la imagen. Cuanto más gastes, más podrás fingir hasta llegar a la ridícula imagen de un payaso que paga miles de euros por una vieja botella de vino o champán. Esto es vender al ego.

Verás, todos tenemos restricciones en nuestras vidas, y bebemos tanto como esas restricciones nos permiten. Por ejemplo, yo solía tomarme un par de pintas de cerveza a la hora de comer. No bebía más porque, si no, mi rendimiento laboral se resentía. No es que las dos pintas no me afectaran en ese sentido, pero lo hacían dentro de unos «límites tolerables», es decir, creía que no era perceptible para los demás y que podía seguir trabajando, aunque con algo menos de eficacia. Así pues, bebía tanto como las restricciones de mi trabajo permitían. En este sentido, no era una *rara avis*, pues mis compañeros hacían lo mismo. Si sabía que tenía que conducir a algún sitio, bebía tanto como creía que podía permitirme. En ocasiones, bebía por encima del límite legal. Calculaba que, con mi peso corporal, podía salirme con la mía con tres pintas. No podía beber demasiado antes de que los niños se fueran a la cama, aunque después aceleraba. ¿No hemos tenido todos alguna vez que resistir la tentación por culpa de las restricciones? A veces, por mucho que nos resistamos, no es suficiente y nos equivocamos (como el famoso ministro de Finanzas japonés en una rueda de prensa en 2009, o Boris Yeltsin en el escenario con Bill Clinton). Algunas personas tienen una agenda tan apretada durante la semana que se disciplinan para no beber de lunes a viernes, y pueden hacerlo sin dificultad aparente, lo que demuestra que el problema está en la mente y no en el mono físico. Si esto fuese el problema, simplemente no sería posible hacerlo. Muchas personas entran en esta categoría. Se describen a sí mismas como bebedoras ocasionales o moderadas. (Lo que realmente quieren decir es que tienen demasiadas restricciones durante la semana). Sin embargo, los fines de semana o durante las vacaciones suelen beber con poco o ningún control. Cuando no hay restricciones, no tienen que limitar su consumo. Cuando vivíamos cerca de Marbella, conocimos a parejas que se habían trasladado allí al jubilarse a quienes les daba por beber, adelantando así su muerte. Al parecer, es algo bastante común. Muchas de estas parejas se habían pasado la vida trabajando para otros o en su negocio; sus vidas y responsabilidades los obligaban a limitar su ingesta. Pero una vez jubilados (a menudo a los cincuenta años), en un país donde el alcohol costaba la mitad que en el Reino Unido y ya sin responsabilidades ni restricciones, podían beber sin parar, y muchos lo hicieron. ¡Qué despilfarro más espantoso!

Casi cualquier bebedor puede perder el control fácilmente y convertirse en un bebedor con serios problemas. Basta con que se den las circunstancias adecuadas y se quiten los frenos. Fue algo que vimos mucho durante la pandemia. Tras el final del confinamiento, tuvimos una oleada de personas que querían dejar el alcohol. Ninguno de ellos consideraba problemática su relación con el alcohol al principio del confinamiento. Parece que no eran conscientes de que tenían dependencia/adicción, aunque bebían todos los días o varias veces a la semana. Nunca se habían considerado otra cosa que bebedores normales.

Muchos de mis clientes pueden identificar un antes y un después del «fracaso de los frenos», un punto de inflexión en su relación con el alcohol: una depresión grave, un divorcio, una muerte, un accidente, una tragedia. Lo que todos estos acontecimientos tienen en común es un debilitamiento del sistema inmunitario emocional y un fallo de los frenos.

Una forma útil de pensar en la adicción al alcohol es verla como una infección oportunista, bastante parecida a las que matan a las personas que contraen el virus del sida. La infección está ahí y lista para aprovecharse de un sistema inmunitario debilitado. La adicción al alcohol es, de la misma manera, oportunista. En una situación como la del confinamiento, nuestro «sistema inmunitario» emocional se ve comprometido por el estrés constante de intentar gestionar, por ejemplo, un matrimonio problemático mientras estamos encerrados en un pequeño apartamento. Ha llegado la oportunidad que el parásito del alcohol estaba esperando.

6
Reducir la dosis no es la solución

¿Qué otra cosa es la vida de un adicto al alcohol sino un intento continuo de reducir y controlar el consumo? Los intentos serios tienen el efecto de hacer que se sienta más dependiente, no menos. Piénsalo, si eres fumador e intentas reducirlo, ¿qué ocurre? Toda tu vida pasa a estar dominada por la idea del próximo cigarrillo. Si te pones a dieta, ¿la comida se vuelve menos atractiva o mucho más atractiva? Entonces, ¿por qué alguien cree que ponerte a «dieta» de alcohol va a ser diferente? Reducir y controlar es lo que, más o menos, hace siempre un adicto. Mientras bebía alcohol, mi vida consistía, o bien en reducir y controlar por las restricciones que me imponía la vida (trabajo, familia, coche, etc.), o bien en beber todo lo que quería porque no había necesidad de controlarlo, pues tenía la excusa perfecta para beber (en vacaciones, celebraciones de Año Nuevo...).

Una vez que está enganchado, la vida de un adicto al alcohol se convierte en un intento continuo de reducir la dosis, de no beber demasiado. Eso son todos los intentos de «abstenerse». Los intentos de reducir son intentos de recuperar el control. Así pues, te pregunto, si alguna vez has permanecido abstemio durante un mes, ¿te sentiste libre y feliz durante ese tiempo o estabas contando los días que faltaban para volver a beber? ¿Te sentiste más libre o más enganchado? Y al final de este periodo, cuando tras demostrar tu «control» volviste a beber alcohol, ¿experimentaste una sensación de alivio?

Hay muchos sitios oficiales del Gobierno y otros en internet que te dicen cómo controlar y reducir tu consumo. La mayoría de los consejos están escritos por adictos al alcohol (que creen pertenecer a esa categoría imaginaria de «bebedores normales») y son tan útiles como un salvachispas de chocolate. No te aburriré repasándolos de nuevo. Si controlarlo fuese una solución, nadie tendría nunca un problema.

Pocas veces he visto consejos tan inútiles como los que se encuentran en estos sitios web. La última vez que vi un consejo tan inútil fue cuando era aprendiz de navegante en la marina mercante: nos daban instrucciones sobre qué hacer si naufragábamos en aguas infestadas de tiburones. Uno de los que nunca olvidaré era: «¡No sangres!».

Todos estos consejos sobre reducir el consumo resultan ridículos, ya que no tienen en cuenta que el alcohol es una droga adictiva. No puedes controlar una droga adictiva porque esta es la que te controla a ti. Si no fuese así, no habría ningún problema con la adicción al alcohol, como no lo hay con la adicción al zumo de naranja. El problema es que en el mismo momento en que te prohíbes algo, ese algo se vuelve instantáneamente más atractivo.

Uno empieza a sospechar que los consejos están diseñados para mantener enganchada a la gente en lugar de liberarla, pues seguramente eso es lo que consigue. Es decir, todos hemos tenido que reducir o controlar en algún momento nuestra forma de beber, debido a restricciones; en general, podemos hacerlo. Sin embargo, en el mismo momento en que introduces la idea de que está prohibido o de que no puedes beber, se vuelve más atractivo, más deseable, más difícilmente controlable. Se convierte en una especie de tortura, porque vas por ahí pensando: «Quiero una copa, pero no puedo tomarla». El otro problema es que cuanto más te resistes al deseo, más atractivo se vuelve. Puedo beber cuando quiera, cuanto quiera y donde quiera. Simplemente, es que no quiero hacerlo.

No tiene sentido. No te reporta ningún beneficio, solo te trae problemas. Me siento relajado y feliz por ello. Podría tomar metanfetamina siempre que quisiera. También podría tirarme de edificios altos siempre que me viniera en gana. Podría drogarme diariamente con arsénico; nadie me lo impide. Entonces, ¿por qué no lo hago? Porque no quiero. Sería totalmente inútil. No tengo que utilizar una inmensa fuerza de voluntad para no hacerlo. Con no beber alcohol sucede lo mismo. Nadie me impide beber: así pues, ¿por qué no lo hago? Pues fácil: porque no tiene sentido. ¿De qué me serviría? De nada en absoluto.

Me resulta desgarrador ver a alguien en recuperación, alguien que no ha bebido alcohol desde hace años y que ha sido sometido al lavado de cerebro y que cree que tiene una enfermedad que le hace impotente ante su deseo de beber. Deben resistirse porque, a diferencia de lo que sucede con los «bebedores normales», para ellos tocar el alcohol está prohibidísimo.

No entienden que son libres. Son como el caballo y la valla eléctrica desconectada: atrapados por una creencia, nada más que por una percepción equivocada.

Todos los beneficios que nos han vendido en relación con el alcohol, todos los supuestos beneficios, deberíamos decir, no existen. Así de sencillo. Están añorando algo que no existe. Son adictos a un espejismo. Al igual que los caballos retenidos por una valla eléctrica, las personas en recuperación o las que están intentando dejarlo por cojones pasan su tiempo, o atascadas, o atrapadas por una idea, por un engaño que no tiene ninguna base en la realidad.

Si sigues los absurdos consejos que encontrarás en muchos sitios web, solo conseguirás sentirte más enganchado, no menos. La idea que subyace a la reducción del consumo es que la adicción al alcohol es principalmente física, por lo que, cuanto menos bebas, menos enganchado estarás. Sin embargo, una vez más lo que nos han contado es mentira, sucede lo contrario. La adicción es mental, psicológica; es decir, cuanto más intentas controlarla, más enganchado te sientes.

Reducir el consumo no es en ningún sentido una solución ni un paso intermedio al problema de la adicción al alcohol. Nunca puede serlo. Irónicamente, son estos intentos de controlar o de beber menos los que nos mantienen enganchados.

7
¿Una copa no hace daño?

No existe eso de una sola copita/caña, ni para ti, ni para mí, ni para nadie. Nadie, ninguno de nosotros, decidió hacerse adicto al alcohol. Probamos «una sola copa» porque, como todo el mundo, caímos en el lavado de cerebro. La idea de una sola copa es lo que nos engancha y nos mantiene presos cuando intentamos liberarnos. ¡Si hubiésemos sabido entonces lo que sabemos ahora sobre el alcohol, nunca habríamos probado ese primer trago! De todas las cosas que necesitas comprender y aceptar, esta es una de las más importantes. Olvídate: no existe eso de una sola copa. No se debe a tu personalidad, carácter o genes. Tiene que ver simplemente con la naturaleza de la droga.

No importa de qué droga o adicción estemos hablando. La razón más común para volver a caer en la trampa es la idea de que es posible tomar «solo una», o solamente durante esta celebración, en las vacaciones, venga, solo hoy. Es triste.

Las personas que se pasan la vida en recuperación se encuentran constantemente intentando resistir la tentación de tomar «solo una copa». No existe tal cosa, pues lo único que hay es la vida de un adicto al alcohol, lo que significa, tristemente, que se pasan sus días añorando algo que ellos mismos no quieren tener. La adicción al alcohol, como cualquier otra, es como una reacción en cadena. Todo está diseñado para que pruebes ese primer trago que inicia la reacción en cadena que lleva a beber todo el alcohol que consumes en tu vida. Eres libre e independiente cuando ves y aceptas las cosas tal como son, cuando tomas tu decisión y la aceptas asumiendo que no existe tal cosa como una sola copa para ti ni para nadie. Si vuelves a introducir el alcohol en tu cuerpo, volverás a crear la adicción. No porque el efecto físico de la droga sea tan poderoso, ni porque el mono del alcohol sea muy fuerte, sino porque si crees que una copa te aporta un auténtico placer o una ayuda, entonces creerás que mil copas te aportarán más auténtico placer o ayuda. Recuerda que una copa es demasiado y que mil nunca son suficientes.

La única vez que he probado el alcohol desde que dejé de beber fue por accidente. Hace un par de años, a la pareja de un amigo le diagnosticaron un tumor cerebral. Rhea y yo fuimos a darle apoyo. Una mañana, al entrar en la cocina, vi un zumo de naranja en la encimera. Pensé «qué bien» y le di un trago. Tenía más de vodka que de zumo de naranja. Sabía horrible. Lo escupí inmediatamente. Una parte llegó a mi garganta. La pareja de mi amigo, sin que yo lo supiese, bebía mucho para intentar controlar el estrés. No me enganché porque no quería alcohol ni lo echaba de menos. No pensé «qué rico zumo de naranja con vodka», sino más bien una cosa como «¡eurghhh!».

No caigas nunca en la trampa de pensar que mientras sepa horrible no te engancharás. La primera copa sabía horrible. El sabor no tiene absolutamente nada que ver con la adicción. Nunca lo ha tenido.

La única forma de mantenerte libre es ver el alcohol como lo que realmente es, no como te han vendido aquellos que nos han intentado lavar el cerebro. No es ni más ni menos que drogadicción, siempre lo ha sido y siempre lo será.

Que no te quepa duda: beber alcohol no tiene ningún beneficio real, ni uno solo. Entonces, ¿por qué querrías «solo una»? Una sola copa no existe. Es una falsa ilusión. Cuando lo aceptas, eliminas todo el sufrimiento y abres la puerta a la verdadera felicidad, la que te da ser libre e independiente del alcohol.

8
Miedo al fracaso

Una de las razones más comunes del fracaso a la hora de mantenerse libre e independiente del alcohol es, irónicamente, el miedo al fracaso y los procesos de pensamiento compulsivo que desencadena.

Cuando llegamos a liberarnos e independizarnos del alcohol, nos sentimos ansiosos por tener éxito, por recuperar nuestras vidas. La otra cara de la moneda es el miedo al fracaso. El miedo al fracaso nace en parte del lavado de cerebro de la valla eléctrica y lo que engendra.

Sin embargo, una vez que hayas leído este libro, cuando hayas comprendido su contenido y hayas seguido las instrucciones, formarás parte de ese grupo de personas de nuestra sociedad libres del lavado de cerebro y capaces de ver el alcohol como realmente es. De hecho, estarás más preparado y podrás mantenerte libre de alcohol igual que alguien que nunca haya bebido. Sin embargo, recuerda que seguirás estando en el mundo y sometido al lavado de cerebro. No me refiero a los anuncios de alcohol, algunos de los más divertidos que jamás hayas visto. Dicho esto, recuerda que la gente atractiva, el ingenio, el humor y la inteligencia callejera que se muestran no tienen nada que ver con la realidad. De hecho, el alcohol tiene los efectos contrarios. La industria del alcohol seguirá intentando lavarte el cerebro para que lo asocies con virtudes que no tienen nada que ver con la realidad.

Un bebedor que se libera se siente bien y no lo echa de menos. Se siente mejor física y mentalmente. Se siente más fuerte, más capaz. Se siente más valiente y tiene más energía y amor propio. Pero, claro, al haber pasado años bebiendo, se topa de vez en cuando con los reflejos de un adicto. Puede que se encuentre en una situación que asociaba con el alcohol, y entonces surge un pensamiento reflejo aleatorio, uno de los aproximadamente veinte o treinta mil pensamientos aleatorios que cualquier persona tiene en un día. No ha elegido el pensamiento del tipo: puede ser un recuerdo agradable de una ocasión en la que antes se tomaba una copa, o puede ser simplemente un pensamiento: «¿Qué tal una cerveza?». Estos pensamientos no suponen un auténtico deseo de beber; simplemente, son pensamientos reflejos aleatorios. Los problemas solo surgen cuando su miedo al fracaso le hace pensar demasiado en lo que podría significar el pensamiento, preocupándose de que este sea un deseo secreto de beber. No lo es: es solo un pensamiento aleatorio. Los pensamientos aleatorios son solo eso: aleatorios. No tienen nada que ver con la decisión de no beber. Sin embargo, si la persona empieza a obsesionarse con el pensamiento, puede entrar en un bucle cada vez más ansioso, que en realidad no tiene nada que ver con el deseo de beber, sino con intentar no pensar en ello, con hacer un intento por resistirse al pensamiento. Al final uno se siente terriblemente abrumado. Todo ese sufrimiento innecesario hunde sus raíces en el miedo, en cómo te resistes a él y en la ansiedad que te genera.

Otro de estos pensamientos podría ser una especie de morbosa curiosidad sobre el alcohol: «¿Sabía realmente tan mal como lo recuerdo? Me pregunto por qué he pensado en beber hace un momento». Es algo que me ha pasado a mí y que te pasará a ti. Después de tantos años bebiendo, es natural. Solo es peligroso si caes en la trampa de identificar tu reflejo y tu curiosidad con ganas de verdad.

Así pues, es pertinente entender lo que realmente es esa ansia. Esta ansia no ocurre en el cuerpo, sino en la mente. Es un deseo feroz de conseguir algo. Solo puede ocurrir si percibes el alcohol como un auténtico placer o una muleta que te has visto obligado a sacrificar. Es decir, que tienes que dejar de beber por cojones o meterte en recuperación y aceptar que la vida es una tortura.

Así pues, recuerda: has de ver el alcohol como lo que es y no como lo que vende toda esa gente que se ha encargado de lavarte el cerebro. Lo que te hizo dar el primer paso fue la curiosidad, y fue el lavado de cerebro lo que te hizo sentir curiosidad.

No olvides que la droga nunca cambia, solo la forma en que tú la percibes. No la necesitábamos antes de empezar. De hecho, tuvimos que acostumbrarnos a su asqueroso sabor. Unos años después, nos entraba pánico solo de pensar en enfrentarnos a situaciones sociales y de otro tipo sin alcohol. Entonces, ¿qué cambió? La droga no, eso nunca cambia. El sutil mono físico funcionó para confirmar y reforzar el lavado de cerebro.

Así pues, utiliza esos momentos reflejos o cuando pienses en beber para recordarte la verdad, para recordarte la realidad. Empléalos para sentirte verdaderamente feliz y agradecido por haberte liberado de la esclavitud de la drogadicción.

Acuérdate de que el alcohol nunca fue la causa de ningún buen momento. Los buenos momentos llegaron gracias a la compañía, la «fiesta», el hecho de que fuese Año Nuevo, de que estuvieras de vacaciones. Tampoco olvides que la vida tiene sus altibajos, tanto si bebes alcohol como si no. De lo contrario, sería bastante aburrida. Así pues, si te sientes estresado, desanimado o aburrido, recuerda que nunca ha sido por falta de alcohol. No tiene nada que ver con no beber. Es simplemente la vida. El hecho de que estés más fuerte física y mentalmente significa que también estarás mejor preparado para afrontar estas situaciones y encontrar soluciones eficaces.

Entonces, ¿qué hay que sacrificar exactamente?

Hace unos años, me encontré en una fiesta con amigos que no podían hacerse a la idea de que no bebo alcohol y que estoy encantado de no hacerlo. «Venga, solo una». Me negué cortésmente. Entonces llegó la inevitable pregunta: «¿Qué pasa? ¿No puedes tomarte ni siquiera una copa?». Expliqué sinceramente que podía beber todo lo que quisiera, pero que prefería no hacerlo. «¡Ja! No sabes lo que te pierdes», me respondieron.

Eso me llevó a hacerme la pregunta: «¿Qué estoy sacrificando? ¿A qué estoy renunciando?».

Bueno, supongo que he «renunciado» a la falta de energía, a sentirme constantemente bajo de moral, a los dolores de cabeza, al letargo, a la tripa cervecera, al dinero malgastado, a las discusiones, a los lapsus de memoria, a alterarme demasiado, a despreciarme, al estrés adicional de recuperarme de la última copa, a la ansiedad que siento por tomar la siguiente. También he «renunciado» a las mentiras que tenía que decirles a los demás y a mí mismo, al sexo insatisfactorio, a la culpa, a los cambios de humor, a no estar presente para mis hijos y las personas más cercanas a mí, a estar controlado por una droga mientras intentaba convencerme todo el tiempo de que tenía el control, a las promesas rotas y, por último (pero no por ello menos importante), al miedo a dejar de beber y a continuar, al miedo a no poder dejarlo nunca.

¿Y qué conseguí a cambio de todo eso?

La constante esclavitud mental y física de ser un drogadicto.

Y, bueno, no sé tú, pero yo estoy encantado de sacrificar esas cosas. De hecho, sacrificarlas no es ningún sacrificio. Es una gran ganancia. Realmente, no hay nada a lo que renunciar. De hecho, sucede todo lo contrario.

9
Alcohólicos Anónimos

Las ideas parasitarias sin fundamento de Alcohólicos Anónimos pueden hacer más difícil que una persona se libere de esta adicción. Esa idea de que eres un alcohólico, de que eres impotente ante el alcohol, alguien con una enfermedad progresiva incurable que solo puede entrar en un programa de recuperación, nada más. No son solo ideas falsas, sino también desempoderadoras y peligrosas. Así pues, antes de seguir adelante, dejemos unas cuantas cosas claras.

Alcohólicos Anónimos está por todas partes. El modelo que propagan y el programa de tratamiento cuasirreligioso de los doce pasos están extensamente aceptados como el modelo correcto para la adicción al alcohol, a pesar de que la inmensa mayoría de las personas que asisten a este programa no dejan de beber.

La «recuperación» de la «enfermedad incurable» del alcoholismo y los tratamientos similares derivados de los doce pasos que promueven Alcohólicos Anónimos y la industria de la recuperación forman parte del problema. Por desgracia, más del 90 por ciento de los programas para dejar de beber se basan directamente en el sistema de doce pasos de Alcohólicos Anónimos o derivan de él, y en ellos una persona jamás llega a ser verdaderamente libre o independiente del alcohol. En lugar de ello, pasan el resto de su vida en un estado descrito como «de recuperación». La mayoría no deja de beber con estos programas y pocos llegan a sentirse independientes. Así pues, si no has conseguido dejar de beber con Alcohólicos Anónimos, con otro programa de doce pasos o en un centro de rehabilitación, no te preocupes; el hecho es que la mayoría no lo dejan. Te lo demostraré luego.

Independientemente de si una persona que participa en un programa de doce pasos de este tipo consigue dejar de beber alcohol o no, lo que sucede simplemente es que cambian un tipo de obsesión por otro. Aparte de los aspectos cuasirreligiosos obligatorios que constituyen el núcleo de muchos de estos programas, pensar en cómo no beber alcohol se convierte en su enfoque principal, cosa que domina muchos aspectos de sus vidas. Hay reuniones diarias o semanales para hablar sobre cómo no beber; planificación y vigilancia constantes para evitar situaciones «tentadoras». Incluso si la persona consigue dejarlo con esos programas y ya no bebe alcohol, debe dedicar una cantidad extraordinaria de tiempo, y a menudo de dinero (miles o incluso millones de euros/dólares), a pensar en cómo no beber alcohol. Peor aún, estas personas se sienten privadas e incluso puede que estigmatizadas. Sienten que han tenido que sacrificar un placer del que otras personas «normales» pueden disfrutar. El «alcohólico» solo puede esperar abstenerse, resistir el deseo y la tentación de beber alcohol con un esfuerzo constante de fuerza de voluntad, disciplina y vigilancia.

Si has dejado de beber con Alcohólicos Anónimos, te doy mi más sincera enhorabuena; formas parte de una afortunada minoría. No beber alcohol siempre será mejor que beber alcohol, incluso si esto significa acudir a reuniones semanales o diarias y dejarte una fortuna por el camino. Insisto: sin duda es mejor que beber alcohol, lo que significa destruir tus posibilidades de alegría, destruir tu vida, causar sufrimiento a tus seres más queridos, mientras bebes hasta morir antes de tiempo. Sin embargo, desde mi punto de vista, vivir con una constante sensación de sacrificio, estar en recuperación el resto de tu vida *no* es libertad. Piénsalo por un momento: es mucho más probable que fracases si sientes que estás sacrificando algo y si tienes que dejarlo «por cojones», es decir, si tienes que recurrir a tu fuerza de voluntad.

Empoderar a la persona para que sea libre e independiente del alcohol es y será siempre mi objetivo.

El alcohol es una droga altamente adictiva y tóxica. La mayoría de las personas que beben alcohol habitualmente son dependientes/adictas.

Se conjugan enormes intereses económicos detrás de la promoción de la idea del alcoholismo como enfermedad o trastorno. El principal beneficiario es la industria del alcohol. Les permite que se laven las manos del daño y el sufrimiento que infligen a la sociedad. Estudios independientes, así como los resultados de los estudios propios de Alcohólicos Anónimos, demuestran que, para la mayoría de los bebedores, los programas de doce pasos no funcionan. La mayoría de las personas no se dan cuenta de ello. Esto significa que cualquiera que intente dejar de beber con Alcohólicos Anónimos o con un programa derivado de los doce pasos probablemente fracasará, no por algún defecto fatal en sus genes o en su personalidad, ni porque padezca una enfermedad incurable, sino porque la ayuda que recibe no es muy eficaz y a menudo es algo peor que inútil. Para la mayoría de los adictos al alcohol, Alcohólicos Anónimos es tan eficaz como llevar un plátano a un tiroteo. Tal vez leyendo estas últimas frases te sientas indignado u ofendido. Ten paciencia: voy a demostrarte que lo que digo es cierto.

Otro hecho importante: la mayoría de las personas cuyo trabajo consiste en definir qué es «alcoholismo» y qué son los «alcohólicos» son bebedores habituales. En otras palabras, son dependientes/adictos al alcohol, al igual que buen número de médicos, psicólogos y psiquiatras que intentan tratarlo, así como los periodistas que escriben sobre ello. Además, buen número de los políticos que nominalmente son responsables de hacer leyes para el bien común consumen alcohol, y muchos están influidos, si no corrompidos, por grupos de presión de la industria del alcohol y por las farmacéuticas. Existe un ilógico estigma, totalmente inmerecido, ligado a ser «alcohólico» (padecer una enfermedad que ni siquiera existe), que se ve reforzado por Alcohólicos Anónimos, la industria de la recuperación, la del alcohol y la de la publicidad y los medios de comunicación.

Una consecuencia importante del modelo de doce pasos o de la recuperación es desempoderar y estigmatizar a los adictos al alcohol que son lo suficientemente valientes para enfrentarse al problema. Es una forma eficaz de convertir en víctimas a los héroes.

El resultado es que cualquier persona que esté preocupada por su relación con el alcohol tiende a callarse, sufriendo en silencio, a menudo con una desesperación agonizante, hasta que ya no es posible ocultar los efectos de su adicción, momento en el que ya se han producido daños graves y a muchos niveles diferentes. Trabajando con esta adicción, he visto de todo: daños cerebrales globales, cáncer, familias destruidas, niños traumatizados, gente que se queda sin trabajo, enfermedades crónicas del hígado, pancreatitis, gente arruinada... De hecho, felicito a todas las personas que, a pesar de la presión social para que beban alcohol, no siguen la corriente para quedar bien, sino que consiguen pensar por sí mismas y tienen el valor de afrontar el problema. Son las únicas personas que tienen una oportunidad de liberarse. Ellas, como tú, querido lector, ¡sois los verdaderos héroes de esta historia!

Se cree que la expresión «alcohólico» fue ideada por el médico sueco Magnus Huss en 1849 (una época en la que las sanguijuelas aún se utilizaban mucho en medicina). Huss describió el alcoholismo como una enfermedad moral. Está claro que no existe tal cosa. Es como si creyeras en el vudú. Lamentablemente, la esencia de esta idea profundamente dañina sigue viva. He asistido a varios encuentros de Alcohólicos Anónimos. Me irritaba cuando uno de sus miembros, hablando con tono autoritario y normalmente solemne, declaraba que el alcoholismo era un «trastorno espiritual». Algunos incluso hacían la tonta afirmación de que no es casualidad que las bebidas alcohólicas fuertes se conozcan en inglés como «spirits», ya que el alcoholismo es un trastorno espiritual. (Para que quede claro: el término «spirit» tiene sus raíces en la alquimia árabe, donde se consideraba que el vapor desprendido durante la destilación era el «espíritu» de la sustancia, lo que no tiene absolutamente nada que ver con trastornos espirituales. Suena bien, pero es una idea totalmente absurda y peligrosa).

El estigma social asociado a ser alcohólico hunde sus raíces en estas y otras ideas similares. La idea del alcoholismo como una especie de trastorno moral viene promovida por muchas organizaciones religiosas. No resulta sorprendente que pregonen su religión como la respuesta al problema. «Solo tienes que creer», dicen. Solamente has de suspender tu capacidad de razonar y tener fe en su particular versión de Dios. Esto te resultará muy poco útil si, como yo, eres de tendencia científica, atea o agnóstica. Aunque las etiquetas «alcoholismo» y «alcohólico» siguen utilizándose mucho, la definición técnica ha cambiado. Las personas que se ganan la vida tratando enfermedades/trastornos consideran que el alcoholismo es..., mmmm..., una enfermedad/trastorno. ¡Qué casualidad! En fin, ya sabes:

SI LA ÚNICA HERRAMIENTA QUE TIENES
ES UN MARTILLO, TODOS LOS PROBLEMAS
TENDRÁN PINTA DE CLAVOS.

«Alcohólico» es el nombre despectivo que se da a los que padecen esa enfermedad inventada llamada «alcoholismo». Hoy en día, muchos profesionales de la salud (que deberían estar mejor informados) siguen considerando el alcoholismo como una enfermedad progresiva y a menudo mortal con la que probablemente has nacido y para la que no existe cura. Por desgracia, el «estigma» moral ingeniado por el doctor Huss hace más de ciento sesenta años pervive en la imaginación popular, en gran parte gracias a la industria alcohólica, Alcohólicos Anónimos y la industria de la recuperación.

En los últimos años, se ha hecho un intento bastante desesperado de clasificar la adicción al alcohol como una enfermedad cerebral crónica. Esta idea, sin embargo, ha sido rechazada por muchos psiquiatras, neurólogos y médicos eminentes. Incluyo aquí, como ejemplo, los comentarios del doctor T. Holden, profesor de la Universidad de Perth, a raíz de un estudio publicado en *Canadian Medical Association Journal (CMAJ)*:

> El estudio sobre la neurobiología de la adicción al que se refiere en el editorial del *CMAJ* examinó los cerebros de personas con adicción después de haber quedado dañados con su comportamiento. Es importante [hacer hincapié en el hecho de] que los cerebros no se examinaran en su estado premórbido [antes de ser dañados]. Esto es análogo [parecido] a decir que las secuelas de una lesión cerebral traumática fueron en sí mismas la causa de dicha lesión cerebral.

En esencia, lo que dice Holden es que el estudio identifica las consecuencias como la causa. Algo descabellado en cualquier otro contexto. Podrías creer a una persona que afirma que la lluvia le entristece, pero nunca creerías a una persona que te dijese que llueve porque está triste, ¿no? Obviamente, esa persona confunde la causa con el efecto.

Según la profesora Alison Ritter, de The National Drug and Alcohol Research Centre (INDARC) (el Centro Nacional de Investigación sobre Drogas y Alcohol de la UNSW, Universidad de Gales del Sur) en Sídney, que es el grupo de investigación más prestigioso sobre el alcohol y otras drogas de Australia:

«LA ADICCIÓN AL ALCOHOL, EN REALIDAD, ES UN COMPLEJO FENÓMENO CULTURAL, SOCIAL, PSICOLÓGICO Y BIOLÓGICO».

Es algo importantísimo: la adicción al alcohol no es una enfermedad, no es un trastorno; es una adicción. La adicción pertenece a su propia categoría.

Quiero dejar esto muy claro: el término «alcohólico» es una etiqueta poco útil y prefabricada que trae consigo un lastre de poca ayuda. En comparación, la adicción al alcohol es algo que puede ocurrirle a cualquier persona. Si consumes una droga altamente adictiva de forma repetida, es probable que te vuelvas adicto. Así pues, si bebes alcohol (una droga altamente adictiva) con regularidad, tú, como cualquier otro bebedor habitual, te vuelves adicto. Eres un adicto al alcohol. ¡Así de sencillo! La forma en que eso se manifestará en tu vida depende de muchos factores: oportunidad, acontecimientos en tu vida, creencias, biología, relaciones, traumas no resueltos, estilo de pensamiento, parloteo mental, esperanza o falta de ella.

Por ejemplo, durante el confinamiento por el coronavirus, muchas personas, que durante años habían bebido poco cada día o solo los fines de semana, se encontraron en circunstancias profundamente distintas que duraron meses. Nunca se habrían considerado «bebedores problemáticos» o «alcohólicos». Su consumo habitual antes de la COVID-19 era quizá beber unas tres cañas al día o solo los fines de semana. Sin embargo, al final del confinamiento, muchas personas estaban bebiendo más de doce cañas al día más una botella de vino. No se volvieron alcohólicos durante el confinamiento, que no produjo una oleada de mutaciones genéticas en los bebedores; tampoco contrajeron una enfermedad cerebral. Estas personas ya eran adictas, pero no eran conscientes de ello. En el confinamiento, desaparecieron todas las barreras que antes habían actuado como frenos impidiéndoles beber «demasiado» (el trabajo, conducir, llevar a los niños al colegio, por citar algunos). Además, debían hacer frente al estrés de estar encerrados veinticuatro horas al día, situación que se veía agravada por un matrimonio y/o una familia disfuncional o infeliz.

La gran diferencia entre tú y la mayoría de los adictos al alcohol es que no solo has abierto los ojos, sino que, lo que es más importante, tienes el valor de enfrentarte a tu problema, cosa que te hace diferente y especial. De hecho, solo por eso, dejas de ser un esclavo y una víctima y te conviertes en un héroe. En palabras de George Orwell:

«EN TIEMPOS DE MENTIRAS, DECIR LA VERDAD ES UN ACTO REVOLUCIONARIO».

Cito ahora al neurocientífico Marc Lewis, profesor de la Universidad de Toronto, psicólogo y exadicto, autor del libro *The Biology of Desire: Why Addiction is Not a Disease* [*La biología del deseo: por qué la adicción no es una enfermedad*]. Su argumento es bastante sencillo y directo:

> La teoría de la enfermedad y la ciencia que a veces se utiliza para apoyarla no tiene en cuenta la plasticidad del cerebro humano. Por supuesto que el cerebro cambia con una adicción, pero la forma en que cambia tiene que ver con el aprendizaje y el desarrollo, no con una enfermedad.
>
> Todas las experiencias significativas y repetidas cambian el cerebro. La adaptabilidad y el hábito son sus armas secretas. Sin embargo, los cambios que provoca una adicción no son permanentes y, aunque son peligrosos, no son anormales. Mediante una combinación de una historia emocional difícil, de mala suerte y de las operaciones ordinarias del propio cerebro, observaremos que un adicto es alguien cuyo cerebro se ha transformado, pero también alguien a quien se puede impulsar para que avance más en el camino hacia un desarrollo sano.

A Lewis no le gusta el término «recuperación» porque implica regreso al estado que tenía la persona adicta antes de que la adicción se apoderase de ella. En su libro, habla de varios estudios de casos prácticos, cada uno de los cuales ilustra un camino único hacia la dependencia: un aplicado empresario australiano queda atrapado por la «claridad, el poder y el potencial» que siente tras fumar metanfetamina (además, siente que su capacidad para trabajar muchas horas se incrementa cuando consume la droga); una trabajadora social que se comporta desinteresadamente en su trabajo y su matrimonio construye una vida desafiante, egoísta y secreta en torno al robo y la ingesta de opiáceos con receta; un irlandés tímido que empezó a beber como una manera de relajarse en situaciones sociales, poco a poco llega a verlas como una ocasión para beber, y luego ve la bebida como una razón para encerrarse en su apartamento durante días enteros. Cada estudio se centra en una parte distinta del cerebro implicada en la adicción e ilustra cómo la función de cada una de estas partes (deseo, emoción, impulso, comportamiento automático) se encadena a un único objetivo: consumir la sustancia adictiva. Lewis dice:

> El cerebro está hecho para aprender y cambiar, pero también para formar vías de comportamiento repetitivo, desde cepillarse los dientes hasta pisar el pedal del freno, para que no tengas que pensar conscientemente en todo lo que haces. El cerebro se autoorganiza. Todas esas son buenas propiedades, pero la adicción las secuestra para una mala causa.

En resumen, no eres alcohólico, porque no existe el alcoholismo como enfermedad. Casi seguro que cualquier persona que bebe de forma habitual es adicto al alcohol.

Alcohólicos Anónimos es una solución para una minoría de adictos al alcohol pero es parte del problema para la mayoría. Como he dicho, he asistido a varios grupos de Alcohólicos Anónimos. Agradezco el compañerismo y el refugio que encontré allí en tiempos oscuros. Proporcionan un entorno relativamente «seguro»; tristemente, uno de los pocos sitios donde puedes hablar libre y francamente sobre tu relación y tus experiencias con el alcohol. Los demás también comparten sus experiencias con el alcohol y sus batallas diarias con los problemas derivados de su consumo. Antes de Alcohólicos Anónimos, la mayoría de las amistades se basaban en consumir alcohol juntos y estar borrachos como una cuba. Los miembros de Alcohólicos Anónimos cambian esto por relaciones basadas en el objetivo común de no beber alcohol. Para muchos, se convierte simplemente en un cambio de enfoque: pasa de ser una obsesión por beber alcohol a una obsesión por no beber alcohol. Aunque esto supone una mejora para el pequeño porcentaje que consigue abstenerse, no puede considerarse libertad ni independencia.

A menudo, en las series de televisión se promociona Alcohólicos Anónimos de forma poco realista como la solución a la «enfermedad del alcoholismo». El alcohólico y la reunión de Alcohólicos Anónimos representan un recurso argumental barato que se repite hasta la saciedad. Indica una guionización perezosa más que otra cosa. En la serie *Anatomía de Grey*, el jefe de cirugía dice: «Soy alcohólico. Quiero beber todos los días y siempre querré beber, pero no puedo. No hay cura. Lo único que puedo hacer es resistir la tentación día tras día». Es aterrador y deprimente. Según Alcohólicos Anónimos, lo mejor que puede esperar un alcohólico es entrar en «recuperación», una especie de temerosa remisión, constantemente resistiendo por cojones a la tentación de beber. Aunque no tiene sentido, es una forma estupenda de asustar a cualquier persona que pueda estar pensando en dejar la bebida. Basándose en estas ideas, puedes encontrar muchos Gobiernos y otras organizaciones bienintencionadas que ofrecen lo que aparentemente son consejos útiles y que suenan inteligentes; sin embargo, como sus consejos se basan en una comprensión errónea de la adicción al alcohol, pueden resultar peor que inútiles, pues refuerzan la idea de que existe un auténtico placer o beneficio en beber alcohol, mientras que simultáneamente te dicen que no existe cura para tu enfermedad.

Mientras escribía este libro recibí una trágica noticia: el marido de una amiga que sufrió durante muchos años su adicción al alcohol, una adicción que había causado mucho dolor a su familia, hizo un serio esfuerzo por liberarse. Lo hizo a través de un programa de doce pasos (parecido al de Alcohólicos Anónimos). Le vendieron la narrativa habitual de que padecía una enfermedad progresiva incurable y que no tenía poder sobre el alcohol. Se volvió muy religioso. Las cosas parecían ir bien, consiguió abstenerse durante cinco meses viviendo su vida con frenética energía. Entonces llegó una dramática recaída (una de tantas a lo largo de los años), en la que estrelló su coche y llamaron a la policía. El drama remitió, todo parecía solucionado. Sin embargo, no pudo aguantar más. El modelo en el que creía le indicaba que su vida sería siempre igual. Aquella noche se ahorcó. Un mes después, el hombre al que apadrinaba como parte del programa también se quitó la vida, del mismo modo.

Imagina estar en su pellejo, que te digan que estás enfermo y que no puedes hacer nada. Entonces confías en tu dios, en tu religión, pero te das cuenta de que no funciona. Lo que sucedió es que sintió que, tras muchas recaídas (no es de extrañar, ya que el modelo de Alcohólicos Anónimos es incorrecto, inútil y poco eficaz), no había luz al final del túnel. Su recaída, junto con las creencias que le quitaban cualquier poder, le llevaron a un lugar muy oscuro. No puedo evitar pensar que si hubiera estado en un programa de empoderamiento, en el que las recaídas se consideran simplemente parte de un proceso de aprendizaje, libre de dogmas, libre de las absurdas nociones semirreligiosas, hoy seguiría vivo.

10

La génesis de Alcohólicos Anónimos

Según cuenta una leyenda plagada de contradicciones, Alcohólicos Anónimos fue fundada en 1935 por Bill W., inspirado indirectamente por una sugerencia de Carl Jung (el famoso psicoanalista). Roland H. (uno de los colaboradores de Bill W.) fue paciente de Carl Jung. Tras muchos intentos fallidos, muchas recaídas en el «alcoholismo», Jung le explicó a Roland que no podía seguir tratándole más, pues ya había probado todo lo que sabía. No tenía nada más que decirle. Roland se sentía angustiado y le preguntó si había algo, cualquier cosa, por extrema que fuese, que pudiese funcionar. Jung le explicó que, según su experiencia, los pacientes que se sometían a una conversión religiosa tenían más éxito a la hora de mantener la abstinencia. Tomándose a pecho el consejo de Jung, Roland buscó una conversión religiosa que encontró en el Oxford Group Movement (Movimiento del Grupo Oxford). También conocido en distintas épocas como «First Century Christian Fellowship» (Fraternidad Cristiana del Primer Siglo) o «Moral Re-Armament» (MRA) (Rearmamiento Moral), era una secta cristiana evangélica, dirigida por la controvertida figura del doctor Frank Buchman, que desarrolló y difundió su propia versión del cristianismo, conocida como «buchmanismo». (Probablemente, hoy tendría una iglesia evangelista en la televisión). Adulado por sus seguidores y tachado de líder de una secta religiosa por otros, desempeñó un papel fundamental en el desarrollo de los cuatro pasos (que más tarde se convertirían en doce) en los que se basa Alcohólicos Anónimos.

El programa de doce pasos es esencialmente un programa de conversión religiosa en el que se hace referencia a Dios como un «poder superior». Se dice que debemos «entregar nuestra voluntad y nuestras vidas al cuidado y la dirección de Dios tal y como lo entendemos» (ese es el tercer paso). Por no tener poder sobre el alcohol (lo que transmite el primer paso), con esto se busca reforzar suficientemente la fuerza de voluntad del «alcohólico» en su intento de abstenerse del consumo de alcohol. Creo que la motivación de Bill para fundar Alcohólicos Anónimos fue un auténtico deseo de ayudar a otros que se encontraban en la misma terrible situación.

En varias etapas de mi vida, me educaron en diversas instituciones religiosas, por lo que sé perfectamente que hay una resonancia cristiana en los conceptos básicos de Alcohólicos Anónimos: has nacido con una especie de pecado original que te convierte en alcohólico. No hay alegría en ello. Eres un pecador y debes pasar el resto de tu vida intentando redimirte. Lo haces entrando en un tratamiento cuasi religioso que durará toda tu vida y que se llama «recuperación».

El programa promueve un sistema de creencias fundamentalmente erróneo en torno al alcohol, pues dice que el alcohol es adictivo y peligroso, pero solo para una pequeña minoría «anormal» de la población. Para la gente «normal», el alcohol es un placer no adictivo e inofensivo; así pues, para este último tipo de personas no es un problema.

Están muy equivocados. La prueba de que este modelo para tratar la adicción es defectuoso la tenemos a nuestro alrededor; tan solo hemos de despertarnos para verlo.

Algunos sostienen que Alcohólicos Anónimos es algo así como una secta. Mi experiencia me dice que, en determinados grupos y entre muchos de sus miembros, existe sin duda una mentalidad de secta. No solo he asistido a reuniones de Alcohólicos Anónimos, sino también a otros grupos de doce pasos. Muchos grupos de Alcohólicos Anónimos me parecieron profundamente deprimentes. En ellos, tenías que escuchar a tíos fumadores empedernidos que decían cosas como: «Me llamo Bob. Soy alcohólico. Llevo un año sin beber alcohol, pero la semana pasada fue difícil». O: «Me llamo Mike, soy alcohólico. Asisto a estas reuniones desde hace ocho años. Han pasado treinta horas desde mi último trago». Para mí, que era alguien que estaba intentando dejar de beber, tales monólogos alcohólicos eran francamente deprimentes. Tras asistir a muchas reuniones y escuchar lo que solo puedo llamar «un compartir competitivo con "alcohólogos"», pues los participantes intentaban superar a los demás con sus historias de terror fomentadas por el alcohol, era imposible no llegar a la conclusión de que, a muchos, en realidad, Alcohólicos Anónimos les hacía seguir bebiendo, pues parecían adorar el drama que genera ser alcohólico. Les invade ese perverso sentimiento de denigrante autoimportancia que creen que les proporciona su enfermedad «incurable». La idea de que se trata de una enfermedad los exime de cualquier responsabilidad respecto a sus actos. La notoriedad de la que disfrutan los incita a seguir bebiendo, no los ayuda a dejarlo.

No niego que, si encuentras un adecuado grupo de doce pasos, puede ser una experiencia positiva; hay compañerismo, amistad. Para ciertas personas, los doce pasos también pueden fomentar el crecimiento espiritual y emocional. Alcohólicos Anónimos puede resultar útil para estas cosas, pero no es muy eficaz para liberarse de la adicción al alcohol. Más de la mitad de mis clientes ya han pasado por sus manos o por otras terapias parecidas, o han dilapidado años y una fortuna en programas privados de recuperación o con un psiquiatra o psicólogo sin obtener buenos resultados. Pero no porque tengan una enfermedad incurable, ¡sino porque están utilizando el mapa equivocado!

El aspecto más dañino es que desempodera a la persona con el mensaje: «Tienes una enfermedad incurable; no hay cura, no tienes poder sobre tu consumo del alcohol. Tienes que someterte a un poder superior».

Esto es lo contrario de la realidad: nacimos como no bebedores. Antes de ese primer trago no lo necesitábamos ni lo echábamos de menos. Nuestros primeros tragos fueron horribles. Jamás decidimos convertirnos en adictos al alcohol. Estamos completos sin alcohol. De hecho, la mayoría de las personas que se vuelven adictas lo dejan sin ayuda, a pesar del lavado de cerebro, normalmente porque, tal y como he escrito antes, se sienten enfermas y cansadas de sentirse siempre enfermas y cansadas.

La mayoría de los adictos al alcohol que intentan dejar de beber en Alcohólicos Anónimos fracasan. Este fracaso crea un sentimiento tanto de culpa como de vergüenza, que puede ser muy perjudicial para el adicto al alcohol, sobre todo si cree erróneamente que Alcohólicos Anónimos es una forma eficaz de dejar de beber. Cuando no consiguen liberarse del alcohol (como sucede con la mayoría de los que participan en estas reuniones), su fracaso refuerza la idea de que son un caso difícil o desesperado. Me parece trágico y contraproducente, sobre todo cuando las propias investigaciones internas de Alcohólicos Anónimos dejan claro que asistir a sus terapias no hace que dejar de beber sea más fácil o más probable que si no asistieras a ellas.

Respecto a hasta qué punto es efectivo participar en reuniones de Alcohólicos Anónimos, cito al doctor Lance Dodes, experto en adicciones de la Harvard Medical School:

> Fui director de la Unidad de Tratamiento del Alcoholismo del hospital McLean de Harvard. Debo de haber tratado a un par de miles de personas con una u otra adicción. Casi todos los programas de tratamiento residencial de Estados Unidos se basan en los doce pasos, de manera que su efectividad dependerá totalmente de si los programas de doce pasos funcionan. Las estadísticas de Alcohólicos Anónimos no son buenas. Les resulta útil al 5 o 10 por ciento, cosa que es buena. Es decir, que funciona para entre un 5 y 10 por ciento de las personas a las que ayuda Alcohólicos Anónimos. Sin duda, es mucho mejor que el cero por ciento, pero no debería considerarse el estándar de tratamiento, porque no funciona para la mayoría de las personas.

Así pues, si tú, como yo, has probado algún programa basado en los doce pasos (desde Alcohólicos Anónimos hasta pasar un tiempo en un programa de recuperación en una residencia) y sigues bebiendo alcohol, no te preocupes, deja de castigarte. Estás entre la mayoría. Tu experiencia no está fuera de lo común.

Parte de la información sobre el índice de éxito de Alcohólicos Anónimos procede de encuestas que ellos mismos han hecho entre sus miembros. En especial, el documento «Comentarios sobre las encuestas trienales de Alcohólicos Anónimos», citado por Charles Bufe en su libro *Alcoholics Anonymous: Cult or Cure* [*Alcohólicos Anónimos: secta o cura*], que se elaboró con propósitos internos. También se resume en el libro *Addiction, Change and Choice* [*Adicción, cambio y elección*], de Vince Fox. Quiero destacar que este documento no figura en la literatura aprobada para conferencias de Alcohólicos Anónimos, pero Fox sí pudo obtener una copia.

Según los propios análisis de Alcohólicos Anónimos, la mitad de las personas que prueban su método dejan de asistir a sus reuniones antes de los noventa días, lo que describen como motivo de «preocupación». Pero los datos de Alcohólicos Anónimos muestran que esa cifra es más bien optimista. Durante un periodo de estudio de doce años se muestra que el 19 por ciento continúa asistiendo después de treinta días, el 10 por ciento sigue después de noventa días y el 5 por ciento continúa después de un año. La tasa de permanencia en Alcohólicos Anónimos es del 5 por ciento después de un año.

Por otro lado, el 60 por ciento de los encuestados recibía ayuda profesional externa, lo cual significa que cualquier índice de éxito (o fracaso), como quiera que se defina, no puede atribuirse totalmente a Alcohólicos Anónimos.

Una forma de medir su éxito sería comparar el tratamiento basado en doce pasos con otros tratamientos. Un estudio de 1997 indicó que más del 90 por ciento de los programas estadounidenses de tratamiento del alcoholismo y la drogadicción siguen el modelo de los doce pasos. Así pues, debería ser bastante fácil saber, al menos, si estos programas realmente funcionan.

En la obra de Hester y Miller, *Handbook of Alcoholism Treatment Approaches* [Manual de tratamientos del alcoholismo] se demuestra que:

> Los programas de tratamiento del alcoholismo grupales de doce pasos NO tienen un índice de éxito mayor que el de ningún tratamiento. Sus índices de éxito con facilitadores (es decir, con formadores que guían a las personas a través del proceso) eran ligeramente mejores. El índice de éxito de los test realizados con participantes de Alcohólicos Anónimos era inferior al de otros tratamientos, incluso era inferior al de quienes no habían recibido ningún tratamiento; por tanto, no fue suficiente para clasificar el tratamiento de Alcohólicos Anónimos de forma fiable. Las intervenciones breves y no conflictivas y la entrevista motivacional resultaron ser los más eficaces.

En un artículo de *Cochrane* (19 de julio de 2006), obra de M. Ferri, L. Amato y M. Davoli, se puede leer:

> Los estudios experimentales disponibles no demostraron la eficacia de Alcohólicos Anónimos u otros programas de doce pasos para reducir el consumo de alcohol y lograr la abstinencia en comparación con otros tratamientos.

Es una conclusión chocante para una organización que existe desde hace más de noventa años: continúa siendo incapaz de demostrar de forma objetiva su eficacia.

Curiosamente, un grupo de cuatro científicos/médicos ha publicado hace poco dos estudios que afirman demostrar que el alcoholismo es una enfermedad cerebral y que Alcohólicos Anónimos es el programa más efectivo. Mi pregunta es: ¿qué intereses económicos hay detrás de su estudio? No voy a perder el tiempo con estos estudios, ya que muchos científicos, médicos y neurólogos respetados han desacreditado exhaustivamente tales conclusiones.

Como mínimo, el éxito a la hora de dejar el alcohol debe identificarse como no beber alcohol; es decir, no beber nada de alcohol. Sin embargo, un buen número de estudios de seguimiento de muchos programas de tratamiento descubren que la gente ha bebido algo o bebe moderadamente (¡esto es algo que define el investigador, no el paciente!). Así pues, si se quieren mejorar los índices estadísticos de éxito del tratamiento de doce pasos, ¡basta con ampliar la definición de «éxito» para incluir el consumo moderado de alcohol! Esto es precisamente lo que hicieron las empresas que han comercializado y siguen comercializando medicación para dejar de fumar. En algunos estudios se cambió la definición de «éxito» en dejar de fumar por otra definición que incluía a personas que fumaban cinco cigarrillos o menos al día. Cualquier fumador de un paquete diario que haya intentado reducir y mantener su consumo en cinco al día comprenderá lo idiota o cínica que es realmente esta manipulación de la definición de no-fumador. Desde mi punto de vista, un no-fumador se llama no-fumador porque no fuma. En mi opinión, ver a un adicto al alcohol admitir que actualmente bebe menos sería como si una de mis hijas adolescentes me dijera que está embarazada, pero que no me preocupe porque solo está un poco embarazada. Me temo que no me tranquilizaría demasiado.

El psiquiatra George Vaillant, de Harvard, defensor del programa estándar de tratamiento hospitalario y de Alcohólicos Anónimos, revisó los estudios de su propio programa en *The Natural History of Alcoholism* [La historia natural del alcoholismo]:

> Parecía perfectamente claro que ... al trasladar inexorablemente a los pacientes de la dependencia del hospital general al

> sistema de tratamiento de Alcohólicos Anónimos, estaba trabajando para el programa de alcoholismo más apasionante del mundo. Pero entonces llegó el desengaño. Ilusionados por nuestro entusiasmo, el director y yo ... intentamos demostrar nuestra eficacia. Nuestra clínica hizo un seguimiento de nuestros primeros cien pacientes de desintoxicación ... y encontraron pruebas convincentes de que los resultados de este tratamiento con Alcohólicos Anónimos no eran mejores que la evolución natural de la enfermedad... [es decir, más o menos lo mismo que si no hubieran recibido ningún tratamiento].

También hay maneras en las que Alcohólicos Anónimos puede causar daños, especialmente cuando hace que los adictos no busquen antes alternativas más efectivas.

Cito a Bill Wilson, considerado por la mayoría de los discípulos de Alcohólicos Anónimos como el miembro fundador más importante: para ellos, es como si fuese un dios en el universo de Alcohólicos Anónimos. Este extracto es de *AA Big Book* [El Gran libro de AA], de William G. Wilson:

> Rara vez hemos visto fracasar a una persona que haya seguido nuestro camino al pie de la letra. Los que no se recuperan son los que no pueden o no quieren entregarse por completo a este sencillo programa, normalmente hombres y mujeres que, por naturaleza, son incapaces de ser honestos consigo mismos. Existen personas así de desgraciadas. No tienen la culpa; parece que han nacido así.

¡Menudo imbécil santurrón y arrogante! Según su definición, ¡más del 90 por ciento de las personas que asisten a Alcohólicos Anónimos son fundamentalmente deshonestas y nacieron así!

Hay unos claros beneficiarios de tan terrible situación, que son, por supuesto, la industria del alcohol, la de la recuperación y las farmacéuticas, que se están forrando.

Así pues, ¿cuál es el efecto de la aceptación generalizada y no criticada del modelo de Alcohólicos Anónimos? Es una de las principales causas de esa enfermedad imaginaria llamada alcoholismo. Al promover la idea de que eres defectuoso, enfermo e impotente, así como de que nunca podrás mejorar ni ser libre, te quita todo tu poder, al tiempo que te hace plenamente responsable de las consecuencias de tu «enfermedad».

Mientras revisaba este libro, recibí un correo electrónico de un cliente, Juan. Dejaré que sus palabras hablen por sí solas:

> Hace ya más de dos años que no bebo alcohol gracias a tu método. He ido a celebraciones, fiestas, comidas de empresa con vinos exquisitos, etc., y desde el principio hasta hoy no he sentido la necesidad ni el deseo de beber alcohol ni de probarlo... También me he dado cuenta de que no me siento enfermo, ni que soy un pecador, ni me encuentro en una especie de penitencia por no beber; con otro método (Alcohólicos Anónimos y terapia facilitada de doce pasos) sí sentía esas cosas, y cada semana iba a las reuniones para que me lo recordasen. Eso no me parecía libertad.

Su mensaje no es que sea poco frecuente; la mayoría de las semanas recibimos mensajes de personas que llevan años libres e independientes del alcohol, que han construido una vida sana y productiva. No se sienten enfermos ni impotentes, sino todo lo contrario. ¡Son libres y se sienten libres!

11
El periodo de adaptación

El periodo de adaptación también suele denominarse periodo de abstinencia. La expresión «síndrome de abstinencia», que se utiliza a menudo, no sirve de mucha ayuda, ya que implica una especie de renuncia o autonegación. ¿De qué te abstienes? ¿De qué te estás privando? ¿A qué renuncias? Repuesta: a nada de nada. Así pues, a este tiempo, yo prefiero llamarlo periodo de adaptación/desintoxicación.

El proceso tiene dos partes. La primera es el mono físico, que para la mayoría de la gente dura entre tres y cinco días. Se trata simplemente de que el cuerpo se deshace lo antes posible de lo que queda del veneno. La segunda es la parte reflejo/recuerdos. Si has pasado toda tu vida adulta bebiendo alcohol, puedes estar seguro de que durante un tiempo continuarás teniendo los reflejos de un bebedor. No es algo que solo ocurra cuando dejas de beber. Cualquier cambio en la vida requiere un tiempo de adaptación. Por ejemplo, yo aprendí a conducir en el Reino Unido y pasé muchos años conduciendo allí. Incluso ahora, después de muchos años viviendo en España, de vez en cuando, tras llenar el coche de combustible y pagar, vuelvo al coche, abro la puerta y me encuentro con que no hay volante: ¡el volante ha desaparecido! Ocurre cuando cambias de coche: te pasas un rato poniendo en marcha los limpiaparabrisas cuando en realidad lo que quieres es señalar por dónde vas. O cuando cambias de móvil y sigues pinchando en el menú de ajustes en lugar de en el menú de mensajes. En todas estas situaciones, simplemente aceptas que necesitas un tiempo para adaptarte. Sabes que te adaptarás y te sientes tranquilo. Sería absurdo preocuparte por estos reflejos, ¿verdad? Imagínate que cada vez que me equivoco de puerta al abrir mi coche empiezo a preocuparme: «Dios, ¿cuándo me libraré de los coches ingleses?». Al cabo de poco tiempo, tendría un verdadero problema: estaría creando una fobia donde en realidad no existe ningún problema.

Ocurre exactamente lo mismo cuando dejas de beber. Necesitas un tiempo para adaptarte. No lo dudes, lo harás. La vida está llena de situaciones en las que antes bebías. Cuando te encuentres en una de ellas, es natural que, en ocasiones, experimentes un desencadenante. El desencadenante puede ser algo tan sencillo como un pensamiento: «Quiero beber». No hay que olvidar que esos reflejos no significan que realmente quieras beber. No es un antojo. Solo significa que has hecho algo miles de veces antes y que ahora te estás adaptando a no tener que hacerlo.

Siempre que haces un cambio en tu vida, tienes que pasar por este proceso. Mientras aceptes el proceso y te mantengas firme y claro en tu decisión, no tendrás ningún problema. Si empiezas a pensar «Oh, ¿cuándo acabará esto?» o «¿Cuánto tiempo más tengo que vivir con esto?», empezarás a tener problemas. O si empiezas a creer que es cualquier cosa menos un pensamiento reflejo. Estos momentos también pueden ser maravillosos. De cuando dejé de beber, puedo recordar la sensación de alivio que tenía cuando se producían estos reflejos y pensaba: «Bueno, es un alivio. Ya no tengo que hacerlo».

ERES LIBRE. DISFRUTA SIENDO LIBRE.

Recuerda que nada puede obligarte a beber alcohol. Tu decisión es la clave. Una vez que tomé mi última copa y tomé mi decisión, me convertí en ese mismo instante en un no bebedor, libre de la adicción al alcohol. El hecho de que no beba significa que, pase lo que pase en mi vida, cualquier desencadenante o cualquier pensamiento no harán que tenga ganas de beber. ¿Por qué? Porque no bebo.

12
Disfruta de pensar en ello

Cuando dejes de beber, te encontrarás pensando en ello, sobre todo durante las primeras semanas. Pero permíteme aclarar que no es como pensar en la bebida cuando intentas abstenerte. Siempre que me abstenía, pensaba en beber constantemente. Mis pensamientos se centraban en sentirme privado, imaginando cuándo podría volver a beber alcohol.

Por contraste, cada vez que pensaba en beber después de haberme liberado por fin de la adicción al alcohol, pensaba: «¡Vaya! Realmente soy libre. ¡Fenomenal!». Mi corazón se hinchaba de orgullo y de una inmensa sensación de alivio. Me sentía muy bien conmigo mismo. No me obligaba a pensar en ello, pero disfrutaba cuando lo hacía.

Hagas lo que hagas, no intentes no pensar en ello. Es uno de los errores más graves que cometemos cuando lo dejamos apoyados en la fuerza de voluntad. En el momento en que intentes no pensar en algo, acabas siendo incapaz de pensar en otra cosa. Haz este experimento: cierra los ojos e intenta no pensar en elefantes. Imposible, ¿verdad? A veces, la gente cae en la trampa de creer que no debe pensar en ello. Algún cliente me ha llamado para decirme: «Geoffrey, no puedo dejar de pensar en ello». Eso me indica que está intentando no pensar en ello. Recuerda, pensar en ello no es lo mismo que tener ganas.

Leí un libro sobre un hombre que estuvo encarcelado injustamente catorce años por asesinato. Durante diez de esos años vivió en el corredor de la muerte. Sufrió el estrés de al menos dos indultos de última hora. Fue golpeado, maltratado y sufrió terriblemente a manos de policías corruptos, jueces perezosos, guardias sádicos y presos psicópatas. ¿Qué te crees, que el pobre salió y no volvió a pensar en ello? Pensó mucho en ello cuando fue excarcelado; de hecho, lo hizo todos los días. Y cada vez que pensaba en ello, daba las gracias a Dios por estar libre. También pensó en las demás personas injustamente encarceladas en el mundo y quiso ayudarlas. A medida que pasaba el tiempo, pensaba menos en ello, pero de lo que estoy seguro es de que, cada vez que pensaba en ello, nunca se decía: «Ojalá pudiera volver al corredor de la muerte, solo por Año Nuevo, y quizá quedarme allí el resto de mi vida». Sentía un inmenso alivio al no ser víctima, sino un hombre libre y capaz de escribir el guion de su propia vida.

Eso es exactamente lo que pienso del alcohol. Pienso mucho en ello. Es mi trabajo. Me encanta pensar en ello. No me asusta. Personalmente, pensar en ello me crea una inmensa sensación de satisfacción y alegría. Profesionalmente, me brinda la oportunidad de profundizar mis conocimientos sobre todo el tema de la adicción.

Vayas donde vayas en nuestra sociedad, estarás rodeado de publicidad. La clave del éxito es ver esta adicción tal y como es. Hay una ola de adicción a las metanfetaminas que se extiende por Estados Unidos. Hace poco vi un documental que mostraba a un chico y a su novia que parecían agotados, enfermos, insanos, apáticos, sin futuro. Se metieron una pipa de metanfetamina. Se transformaron y empezaron a hablar como si dominaran el mundo. Los observé con una mezcla de compasión y lástima. Así es como veo a los bebedores. No los envidio. Siento cierta compasión por ellos, sobre todo cuando me doy cuenta de que ni siquiera entienden que están atrapados en el fango y que se están hundiendo. Me considero una persona inteligente y a veces me pregunto: «¿Cómo es posible que me engañase durante tantos años creyendo que necesitaba beber?».

13

¿Qué pasa con las situaciones tentadoras?

No hay situaciones tentadoras. Una vez fuera del fango, ¿tienes la tentación de volver a meterte? ¿Vas a evitar ir al campo por si acaso ves fango y no puedes resistir la tentación de tirarte dentro? Por supuesto que no.

La experiencia más común de la gente cuando no bebe alcohol es la de abstenerse o prohibírselo. En ambas situaciones, a menudo nos sentimos como si nos estuviéramos perdiendo algo. Es el consejo más común para la gente que intenta hacerlo por fuerza de voluntad/cojones. Lo que ocurre con las personas que se abstienen es que sienten que tienen que quedarse en casa los sábados por la noche para evitar la «tentación», por lo que acaban quedándose solos en casa y sintiéndose aún más desgraciados. La experiencia sirve para confirmar el lavado de cerebro de que la vida es aburrida sin alcohol. Después de semanas así, empiezan a sentir: «No puedo vivir así el resto de mi vida, como un monje o peor aún: al menos a algunos monjes se les permite beber». ¿Cómo vas a evitar situaciones en las que el alcohol esté presente el resto de tu vida? Está por todas partes. Quieres dejar de beber, no dejar de vivir. Yo no como callos, pero no evito todos los restaurantes, bares y cafeterías donde los sirven por si acaso siento la tentación de comérmelos. No es un problema.

Esa es la belleza de entender la trampa; ya no es el alcohol el que te controla, sino que tú estás al mando. No hay tentación a la que resistirse.

Una de las preguntas que suelen hacerme en nuestras sesiones es: «¿Cómo se celebra algo sin alcohol?». Celebrar en nuestra sociedad es sinónimo de beber alcohol. Nos han lavado el cerebro para que aceptemos que la única forma de festejar algo es ingerir una bebida alcohólica con burbujas. Incluso la gente a la que no le gusta el champán o el cava cumplirá con su deber en este momento y tomará un sorbo; si no lo hace, entonces es que no está celebrando. En definitiva, es una excusa más para beber: si consigues el trabajo, celébralo con alcohol; si no lo consigues, consuélate con alcohol. Nos pasamos la vida intentando controlar nuestro consumo debido a las restricciones, y la celebración es una de las mejores justificaciones. Si te pones ciego y te caes de borracho, compadeciéndote, puede que seas mal visto. Sin embargo, hacer lo mismo en una celebración es aceptable.

Celebrar no es emborracharse, sino alegrarse por el logro de otra persona, esa sensación de esfuerzo y sufrimiento compartidos que llevan a alcanzar una meta. Es esa sensación de cercanía cuando se adquiere un compromiso, o esa sensación de alegría por una buena noticia. No soy adicto al alcohol, por lo que puedo realmente experimentar los sentimientos buenos, intensos y genuinos de estos momentos. Sin embargo, como adicto al alcohol, es una oportunidad demasiado buena para desaprovecharla. La celebración se convierte en otra borrachera. ¿Cuántas de estas celebraciones pueden convertirse rápidamente en una pelea a gritos alimentada por el alcohol?

El hecho es que puedo recordar todas las celebraciones a las que he asistido desde que dejé de beber y muy pocas de las de antes de dejar el alcohol. Mientras bebes te dices a ti mismo que salir a un bar cada noche es ser social. Uno de los comentarios más comunes que recibo de mis clientes después de dejar de beber es que se dan cuenta de que antes salían todas las noches para conseguir su dosis de alcohol. ¿Tendría algún adicto al alcohol ganas de salir y ser sociable si no sirviesen alcohol? Por supuesto que no.

Hoy en día, cuando salgo a un bar, es genuinamente para ser

sociable. Disfruto de la compañía de mis amigos y colegas. Si tengo una mala noche, sé que una copa no va a arreglarlo.

Tengo algunas noches buenas y otras no tan buenas, pero jamás me veo en la obligación de resistir tentación alguna. No tengo restricciones. Soy yo, presente con mis amigos. Una de las cosas que te puede pasar es que probablemente te sientas atraído por otras actividades, ya que estar sentado horas y horas con un grupo de borrachos puede empezar a perder su atractivo. Pero no es para evitar la «tentación», sino porque empiezas a ver que hay muchas más cosas en la vida que sentarte en el mismo sitio noche tras noche dosificándote con alcohol.

Si, por ejemplo, te encuentras inmerso en una celebración, ¡celébrala! Siéntete agradecido, eufórico. Disfruta de la compañía. Siente la satisfacción de no necesitar ni querer beber alcohol.

Hagas lo que hagas, no busques sustitutos.

14
Los sustitutos

Al principio de este libro, dijimos que una de las claves del éxito es seguir las instrucciones. Pues bien, una de las instrucciones fundamentales es:

NO USES SUSTITUTOS.

Una pregunta habitual es: «¿Qué debo beber en vez de alcohol? No puedo beber agua durante toda la noche». Hay expertos (la mayoría de los cuales son ellos mismos adictos al alcohol) que dicen que, cuando se deja de beber, hay que sustituirlo por algo. No saben de lo que hablan. Cuando ves la trampa por lo que es y dejas la bebida, es como si te estuvieras liberando de una horrible enfermedad degenerativa. (Recuerda que la adicción al alcohol no es una enfermedad). Pero ahora imagina que tuvieras una enfermedad degenerativa y te curas, ¿cuál sería tu reacción? ¿Buscar un sustituto o sentirte aliviado por haberte liberado? Hace unos años, durante una revisión médica, mi radiografía de tórax parecía tener algún problema. Me dieron cita con un médico. Tuve que esperar un par de días. Fueron dos días largos y angustiosos. Imaginaba los diferentes escenarios: qué les diría a mis hijos y a mi mujer. Un par de días después, el médico me dijo que la radiografía primera había salido mal y que otra radiografía mostraba que todo estaba perfecto. Al recibir la noticia de que todo estaba bien, no pensé inmediatamente: «¡Oh, Dios! ¿Qué voy a hacer ahora? ¿Qué haré en vez de sufrir la angustia, el estrés y la preocupación?». No busqué un sustituto; simplemente, me sentí aliviadísimo, feliz y agradecido por mi vida. Así es justo como me siento al liberarme de la esclavitud mental y física que supone la adicción al alcohol: aliviado, feliz y agradecido por mi vida. No necesito ni quiero un sustituto para la pesadilla de la adicción.

La industria del alcohol se gasta una fortuna intentando convencernos de que el alcohol sabe bien. Quizá uno de los mejores timos para ganar dinero que han desarrollado es la cerveza y el vino «sin alcohol». La cerveza sin alcohol está diseñada para mantenerte enganchado. También demuestra muy claramente que los adictos al alcohol no beben por el sabor o el olor, sino que beben por el alcohol. Normalmente, cuando una persona deja el alcohol, por mucho que lo intente, nunca llega a disfrutar de verdad de la cerveza sin alcohol. ¿Por qué? Pues por eso, porque no contiene suficiente alcohol. Parte de la idea es que los hombres de verdad beben cerveza, así que, si sales con un grupo de amigos y ellos beben cerveza y tú bebes agua, parece sobreentenderse que eres una especie de debilucho. Si esto te preocupa, quizá sea hora de madurar. Eres un ser humano y la industria del alcohol no puede hacerte sentir menos hombre o menos mujer. Solo puede esclavizarte. Así que la cosa no está entre ser un hombre/mujer o un debilucho, sino en elegir entre esclavitud o libertad. Disfruta de tu libertad en estas ocasiones. Disfruta de que no eres esclavo del lavado de cerebro, de que no tienes que gastar una fortuna tratando de saciar tu sed con algo que la creó en los inicios y encogiendo tu cerebro en el intento.

Imagínate que a un heroinómano le dijeran que después de liberarse de su adicción a la heroína tendría que salir con la misma gente, hacer las mismas cosas, pero que, en vez de inyectarse con esa droga, debe seguir utilizando su jeringuilla hipodérmica e inyectarse con suero, ¿crees que ese consejo le ayudaría a sentirse libre o que le haría sentir que le falta algo? No tiene ni pies ni cabeza, ¿verdad? Si no sientes ningún sentido de sacrificio cuando dejas de beber y empiezas a utilizar un sustituto, es casi seguro que provocarás un sentido de sacrificio.

Necesitamos beber para sobrevivir. Por eso tenemos un mecanismo de supervivencia llamado sed. Esta te dice que necesitas agua, que es algo que suelo beber. Si hay zumo de naranja fresco, puede ser que beba zumo, pero en general bebo agua. Es como si la sociedad occidental en su conjunto hubiera olvidado una cosa tan básica. Mucha gente bebe cerveza o bebidas gaseosas azucaradas cuando tiene sed, lo que no le hace ningún bien. Es más bien el resultado de un marketing efectivo. Por mi parte, te recomiendo encarecidamente que, si tienes sed, bebas agua.

Bien, estamos llegando a un momento importante. Si has entendido todo lo que has leído hasta este momento, sabrás que no hay nada que sacrificar. Que no hay placer genuino en beber alcohol. Que no alivia el estrés, sino que lo provoca. Que destruye tu valor y tu confianza. Que es todo una trampa: la trampa de la adicción al alcohol. Te lavaron el cerebro desde que naciste, y el primer trago cerró la trampa. No estás solo: el 80 por ciento de la población adulta cayó en la misma trampa. Ha afectado negativamente a todos los aspectos de tu vida. Estás listo para liberarte de la esclavitud mental y física. Estás preparado para empezar a escribir tu propio guion. Lo único que tienes que decidir ahora es cuándo tomar tu última copa.

15

¿Cuándo es el mejor momento para dejarlo?

El mejor momento para dejar de beber alcohol, para acabar para siempre con esta adicción, para liberarse de su esclavitud de esta adicción es... ¡AHORA!

Es la única respuesta lógica.

La adicción física/química al alcohol no es tan fuerte. No es el problema y no hay de qué preocuparse. Fue el lavado de cerebro que recibimos casi desde que nacemos lo que nos hizo probar ese primer trago. Y después, a pesar del mal sabor, ¿qué nos hizo seguir? El lavado de cerebro. ¿Y qué hace que sigamos siendo adictos? El lavado de cerebro. La publicidad, los medios de comunicación, los otros bebedores con el cerebro lavado y el miedo que genera.

Ahora quiero volver a la imagen del perro con el hueso puntiagudo. La razón por la que el perro sigue masticando el hueso es que cree que este le da sustento, placer. El gusto y el sabor no proceden del hueso, sino de las laceraciones sangrantes que el hueso produce en la boca del perro. Sufre la falsa ilusión de que hay un beneficio genuino mientras que en realidad le está matando. Sin embargo, el pobre perro no es capaz de entender lo que está pasando. No se da cuenta de que el hueso le está matando lentamente; solo siente que necesita el hueso. No entiende muy bien por qué, pero la idea de quedarse sin su hueso le produce miedo y pánico, y luchará para defender lo que siente que necesita.

Cuando somos adictos al alcohol, nos encontramos en una situación similar a la del perro. El alcohol es el hueso. Y, como al perro, la idea de estar sin el hueso nos produce miedo y pánico. El adicto al alcohol luchará por defender su adicción, su «hueso», porque la idea de quedarse sin él le provoca pánico. El perro morirá por su ilusión. Por desgracia, muchos bebedores también.

Mientras no veamos lo que es el lavado de cerebro, mientras sigamos creyendo en la falsa ilusión de que dejar de beber es un gran sacrificio y de que lo mejor que podemos esperar es recuperarnos, no tendremos más poder sobre nuestras vidas que el perro sobre la suya. Somos víctimas. Por desgracia, alrededor del 80 por ciento de la población se encuentra en esta situación.

Así pues, ¿cuál es la diferencia entre el adicto al alcohol y el perro? El adicto al alcohol es, con suerte, más inteligente. Esto significa que puede ver las cosas tal y como son. El conocimiento es poder. La aceptación del conocimiento es sabiduría.

Una vez que has visto la realidad de las cosas, ¿por qué querrías seguir envenenándote sistemáticamente, destruyendo tu valor, tu energía y tu autoestima? Una vez que te des cuenta de que el alcohol no es la solución, sino la causa de tus problemas, ¿cuánto tiempo vas a esperar para dejar de beber?

No deberías perder ni un solo momento.

Cuando te des cuenta de que no hay absolutamente nada a lo que renunciar, y que lo que estás haciendo es exactamente lo contrario: darte a ti mismo una vida más larga, más feliz y más sana…, cuando entiendas esto, cuando veas la luz, ¿cuánto tiempo debes esperar? ¿Cuándo deberías dejarlo? ¿Cuándo sería el mejor momento para liberarte de la esclavitud mental y física? La respuesta es muy sencilla:

¡AHORA!

No hay otro momento lógico.

Ni siquiera necesitas fuerza de voluntad o echarle «cojones».

Entiendo por «fuerza de voluntad» aquella que necesitas utilizar para hacer algo que no te apetece hacer (por ejemplo, ir a trabajar el lunes por la mañana) o para no hacer algo que sí te apetece hacer (por ejemplo, comerte una caja de donuts). No obstante, si no quieres hacer algo que ni siquiera te apetece hacer, ¿para qué necesitas la fuerza de voluntad?

¿En qué momento te vuelves libre? Eres libre en el instante en que veas las cosas como realmente son. Tomas tu última bebida alcohólica, tomas tu decisión y dices: «Ya está, ya basta. Se acabó. ¡Por fin soy libre!».

NO ESTÁS EN RECUPERACIÓN. ERES LIBRE.

Es como cuando apruebas el examen de submarinismo. Lo cierto es que no lo haces mejor de lo que lo hacías unos momentos antes, pero cuando sientes que has aprobado notas una euforia instantánea. Es lo mismo cuando te liberas de la esclavitud mental y física de la adicción al alcohol. No necesitas esperar a que pase nada, porque no va a pasar nada. Es la espera de que algo suceda lo que crea las dudas, las esperanzas y el miedo. Eres libre desde el mismo momento en que tomas la decisión. Se acabó en ese momento. Puedes saltar de alegría desde ese mismo momento.

No tengas esperanzas ni digas «voy a intentar dejarlo», «debería dejarlo» o «podría dejarlo». Tu decisión significa eliminar cualquier otra posibilidad: saber con certeza que no volverás a beber.

Tu decisión de dejar de beber alcohol no es solo una de las decisiones más importantes de tu vida, sino la más importante. La duración y la calidad del resto de su vida dependen de tu decisión. A veces, las personas me dicen: «Vale, pero mañana me puede pasar algo, me puedo morir...». Realmente, solo hay dos certezas en esta vida: la primera es que vas a morir y la segunda es que no sabes cuándo. Lo que podemos hacer es asegurarnos de disfrutar de la mejor calidad de vida posible entre este momento presente y nuestra muerte. Lo que cuenta es lo que hacemos ahora en el presente, nuestra calidad de vida hoy.

Cuando dejé de beber, me di cuenta de que había sido mi propio carcelero. El miedo que me había generado el lavado de cerebro me mantenía prisionero, esclavo. Sin embargo, una vez que comprendí que esos miedos no los aliviaba el alcohol, sino que más bien los provocaba, mi decisión se convirtió en una de las decisiones más fáciles y mejores que he tomado en mi vida. Jamás me arrepentí de esa decisión.

Una vez que veas y aceptes las cosas tal como son, dejarlo se convierte en algo fácil y agradable. Para mí, una vez que todo estuvo claro y encajó, dejar de beber me pareció lo más natural y agradable, y sigue siéndolo. Si has entendido todo lo que has leído aquí y ves las cosas como son, tal vez sientas la tentación de apresurarte y dejar de beber ahora, ya. Sigue las instrucciones y lee todo el libro. Entonces, dejarlo te resultará fácil, agradable. Y, lo que es más importante, será permanente.

16
La última copa

Siempre que empiezo a trabajar con un grupo o un individuo con cualquier adicción y menciono la última dosis, la respuesta va del pánico a la sonrisa nerviosa. Se debe a que, mientras sigues con el cerebro lavado, parece un sacrificio. Pero para ti no lo será. Incluso al final de la sesión, la gente habla de sentirse nerviosa; sin embargo, después de explorar esa sensación, parece más bien emoción. No hay nada que temer. Es el lavado de cerebro lo que produce el miedo, y, como hemos visto, el lavado de cerebro está a años luz de la realidad. Sin embargo, es el miedo lo que te mantiene enganchado.

El trago final fue el único que me hizo disfrutar de verdad.

NO ES TANTO EL FINAL DE ALGO COMO
UN NUEVO COMIENZO.

No es que renuncies a nada, sino que consigues aquello que cualquier adicto al alcohol despierto desea: liberarte de la esclavitud mental y física de la drogadicción, poder vivir y disfrutar plenamente de la vida sin tener que envenenarte sistemáticamente; ser tú mismo de verdad y escribir tu propio guion.

Una de las principales razones por las que pensar en el último trago provoca una sensación de miedo es porque, aunque es algo maravilloso, también es un paso enorme, así como porque nos han lavado el cerebro toda la vida para que creamos en la enfermedad imaginaria del alcoholismo y en todas sus implicaciones.

Nos dicen que es una enfermedad para la que no existe cura e incluso que, si consigues dejar de beber, jamás podrás vivir una vida «normal», porque siempre estarás en recuperación; solo llegarás a vivir una vida «regular».

A lo largo de los años, como muchos otros, he perdido amigos y familiares por culpa de enfermedades y accidentes. En cada ocasión, los días siguientes a la muerte han sido los más traumáticos. Primero experimentamos el trauma y, más tarde, la dificultad de aceptar la realidad. Luego, llega la tristeza y una especie de vacío que parece que nunca podrá llenarse. Finalmente llega la aceptación y la vida continúa.

Muchas personas que están en recuperación entran absurdamente en una especie de duelo similar; sienten que han tenido que sacrificar algo que (a pesar de que el alcohol era malo para ellos) consideraban una especie de amigo (el tipo de amigo del que tus padres o tu pareja hubieran preferido que te mantuvieras alejado porque no era bueno), pero un amigo, al fin y al cabo. Lo ven como un amigo que siempre estaba ahí en los momentos estresantes, en los momentos difíciles, en los momentos tensos. Pero ¡¡¡qué enorme estupidez!!! Nunca lo superan porque su «amigo» siempre está a mano; lo que ocurre es que tienen prohibido relacionarse con él porque padecen una enfermedad llamada alcoholismo. Y la «enfermedad» no está en la persona, sino en la droga. En la película *The French Connection*, los malos secuestran a Gene Hackman, lo mantienen prisionero unas semanas y le inyectan heroína; como era de esperar, se convierte en heroinómano. No necesitaba ser un «heroinólico», es decir, tener una personalidad heroinómana, para convertirse en heroinómano. Solo necesitaba que le inyectaran heroína. Es la droga, no la persona.

Cuando empezaste a beber, introdujiste el parásito del alcohol en tu cuerpo. Desarrollaste una adicción química. El lavado de cerebro te hizo creer que era un amigo, pero, en realidad, solo ha estado utilizando tu dinero para alimentarse y destrozar tu calidad de vida, mantenerte estresado, destruir la confianza en ti mismo, hacerte enfermar e incluso matarte. No sé a ti, pero a mí me parece que la muerte de este parásito, de este enemigo mortal, no merece que te sientas triste o que mantengas un luto, sino todo lo contrario: hay que celebrarlo. Estás consiguiendo no solo lo que tú quieres conseguir, sino lo que todos los adictos al alcohol desean: LIBERTAD. No estás poniéndole fin a algo, sino comenzando un nuevo y maravilloso capítulo de tu vida.

¿Cuándo y dónde tomar tu última copa? Tú eliges. Pero asegúrate de hacerlo. No lo retrases. Bébetela cuanto antes. Si empiezas a sentirte nervioso, no te preocupes, es normal. Ten en cuenta que es un gran paso. Si ya te has tomado la última copa, enhorabuena: ya se ha acabado. Pero asegúrate de terminar el libro.

Tu pasado de adicción al alcohol pronto habrá terminado. No importa cuántos años lleves bebiendo, ni cuánto bebas, ni la edad que tengas, ni tu historia pasada. La libertad ya es tuya. Todo lo que necesitas es entender la trampa y seguir las instrucciones.

17
Las instrucciones

Primero, una advertencia: si estás hojeando el libro y tienes la tentación de, simplemente, seguir estas instrucciones sin primero haber leído todo el libro, ¡no lo hagas! Hacerlo sería como sentarte en el retrete sin quitarte los pantalones antes: no obtendrías el resultado deseado. Así pues, antes de seguir estas instrucciones lee todo el libro.

1. **Es tu decisión.** No estamos ante una negociación. Esta decisión no está sujeta a condiciones. No vas a intentar dejar de beber. Tu decisión es la siguiente: no beber alcohol independientemente de las circunstancias, los buenos tiempos, los malos tiempos. No hay duda en tu decisión. Has descartado todas las demás posibilidades. Toma tu decisión de esta manera y elimina todas las dudas, así se vuelve fácil.
2. **No pienses «no puedo volver a beber».** Eso es lo que causa el sufrimiento con la recuperación. Puedes tomarte otra copa, pero no quieres. Podrías inyectarte heroína, ¿verdad? ¿Y por qué no lo haces? Porque, sencillamente, no quieres.
3. **No hay nada a lo que renunciar.** No quiero decir que las desventajas de beber alcohol sean mayores que las ventajas. Lo que quiero decir es que *no* hay ventajas. Una vez que te das cuenta y aceptas que no hay nada a lo que renunciar, es fácil. Aceptarlo implica que no caerás en la

trampa de la recuperación de añorar algo que tú mismo no quieres.

4. **Disfruta de pensar en ello.** Pase lo que pase, puedes estar seguro de que pensarás en ello. Después de tantos años y tanto alcohol, sería raro y más que preocupante que no volvieses a pensar en ello. Así pues, cada vez que se te pase por la cabeza, disfruta del momento. Piensa: «¿No es maravilloso? ¡Soy libre! Ya no tengo que hacerlo. Es fantástico».
5. **Nada de sustitutos.** Evita las cervezas y los vinos sin alcohol. Solo mantienen viva la falsa ilusión de que hay algo que sacrificar.
6. **Disfruta de tu decisión.** Disfruta de tu decisión desde el primer momento y durante el resto de tu vida. Si esperas a que ocurra algo, estarás esperando en vano. Así pues, disfruta de tu decisión desde el primer momento y durante el resto de tu vida. No está pasando nada malo; está sucediendo algo maravilloso.
7. **No cambies tu vida.** No hagas grandes cambios por haber dejado de beber. Si sientes que tus horizontes se amplían y que quieres sacarle más partido a la vida, entonces perfecto: haz los cambios, pero no los hagas simplemente porque hayas dejado de beber.
8. **No evites las situaciones tentadoras.** Recuerda que no las hay. Eso significa que puedes disfrutar de cualquier situación desde el principio. El alcohol está en todos los lugares y en todas las partes de nuestra sociedad. Eres libre. No bebes alcohol, no porque no puedas, sino porque ves la realidad y no quieres hacerlo.
9. **No envidies a los bebedores.** Recuerda que pueden creer que beben porque lo deciden o porque quieren. Son adictos al alcohol del mismo modo que un heroinómano es adicto a la heroína. Serías estúpido si envidiaras a los heroinómanos, del mismo modo que serías estúpido si envi-

diaras a los adictos al alcohol. Eso sí, puedes tener compasión por ellos.

10. **Deja de pensar en términos de una sola copa.** No existe tal cosa. La adicción al alcohol es una reacción en cadena que destruye tu valor, tu autoestima y tu energía. Míralo como lo que es. La adicción al alcohol es toda una vida de esclavitud mental y física. Solo te quedará saltar de alegría por ser libre.
11. **No cuentes los días.** Es lo que se hace en una recuperación, pero tú no estás en recuperación, sino que eres libre. No tienes que contar los días que has «sobrevivido». Sería absurdo pasar el resto de vida contando los días. Deja atrás el alcohol. Estabas en una pesadilla y ahora te has despertado. Empieza a disfrutar del resto de tu vida.
12. **No existe tal cosa como un alcohólico.** Eres igual que millones de personas en todo el mundo que cayeron en la trampa, y finalmente has salido de ella. Ahora que has tomado la decisión de ser libre, no te tortures poniéndola en duda.

18

El mono del alcohol

Hoy en día, existe en nuestra sociedad una presión y una tendencia a sobremedicarnos, incluso cuando tenemos a nuestro alcance alternativas menos peligrosas; lo hemos visto con la medicación para dejar de fumar, los antibióticos y las estatinas, entre otros. Ahora mismo existen campañas cuyo objetivo es asustar a las personas que están pensando en dejar de beber que lanzan advertencias del tipo «hombre del saco» sobre el terrible «síndrome de abstinencia alcohólica». Se transmite el mensaje de que es muy probable que la persona que deje el alcohol tenga que sufrir horriblemente, incluso puede llegar a morir. Si buceas en internet, te darás cuenta de que la mayor parte de esta información se encuentra en páginas patrocinadas por centros de desintoxicación, rehabilitación o recuperación, todos ellos más que interesados en vender esa historia concreta. Hablan mucho de los peligros de la abstinencia alcohólica y de cómo puede provocarte convulsiones y matarte. Claro, les interesa hacerlo. Si te paras a leer muchos de estos artículos, acabas creyendo que la muerte o la invalidez no solo son posibles, sino incluso probables. De hecho, ¡lo que leí me asustó tanto que después tuve que pellizcarme para comprobar que seguía vivo!

Estos mensajes alarmantes simplemente no reflejan mi experiencia de más o menos los últimos veinte años, ni la experiencia de otras personas con las que he hablado, que trabajan en este campo. Existe mucho alarmismo y una enorme propagación de ideas parasitarias.

En el Reino Unido hay una moda que se ha extendido desde 2013 en la que los bebedores se abstienen de beber alcohol durante un mes; se habla por ejemplo de conceptos como el «Dry January» (enero seco). Se calcula que, en 2023, en el Reino Unido unos nueve millones de personas decidieron dejarlo de golpe el 1 de enero. A pesar del alarmismo lanzado desde muchas de las páginas web que hablan del tratamiento de adicciones, no diría yo que, durante los últimos diez años, cuando empezó esta moda, se han visto muchos bebedores convulsionando y cayendo por doquier en el mes de enero. No hemos visto un repentino aumento de muertes por el mono del alcohol durante el enero seco, a pesar de que millones de personas dejan de beber repentinamente. De hecho, la mayoría de los artículos escritos por profesionales médicos que dan consejos sobre cómo dejar de beber durante un mes apenas mencionan el mono.

Estoy totalmente de acuerdo con sus consejos, que en esencia son los siguientes: «No te preocupes. Puede que te sientas diferente e incluso incómodo durante los primeros cinco días, más o menos, pero los beneficios superan con diferencia cualquier molestia. Si te sientes realmente incómodo, deberías de consultarlo con tu médico de cabecera».

Comparto algunos ejemplos de consejos médicos que he podido leer en publicaciones de The Doctors' Clinic de Londres, acerca de lo que puede pasarte durante los diez primeros días del enero seco:

- Día 1: puede que al principio te resulte difícil conciliar el sueño si bebías de forma habitual.
- Día 3: algunas personas pueden experimentar síntomas parecidos a los de una resaca, posiblemente por falta de hidratación.
- Día 5: puede que empieces a tener antojo del azúcar que ya no obtienes del alcohol. Sin embargo, te sentirás más lúcido y notarás una mejora en tu concentración.

- Día 7: es probable que la calidad de tu sueño mejore significativamente, con un patrón mejorado y más regular, pero puede que empieces a experimentar sueños cada vez más intensos.
- Día 10 en adelante: tu estado de ánimo mejorará y empezarás a sentirte menos aletargado y con más energía.

Estos consejos están muy lejos de las palabras catastrofistas de la industria de la recuperación.

Otro hecho interesante es que el 90 por ciento de las personas que dejan el alcohol lo hacen sin ayuda. Simplemente, un día, deciden que están hartas de sentirse enfermas y cansadas; entonces, dejan de beber. O les ocurre algo terrible que cambia radicalmente su perspectiva. Y, créeme, no les ha pasado nada: sobreviven para contarlo.

La mayoría de mis clientes no experimentan ningún tipo de síntoma de mono, a pesar de que muchos de ellos bebían a diario y considerablemente.

Después de haber pasado mucho tiempo examinando la evidencia científica, entiendo que entre el 3 y el 5 por ciento de las personas que dejan de beber experimentan sensaciones incómodas al dejar el alcohol. De estas personas, entre el 3 y el 5 por ciento experimentan síntomas que podrían ser peligrosos si no se tratan con medicamentos como benzodiacepinas o similares. Así pues, nos encontramos con que tan solo entre el 0,09 y el 0,125 por ciento de la gente que deja el alcohol tendrán síntomas que requieran tratamiento; es decir, algo que implique acudir a tu médico para que te recete benzodiacepina o algo similar.

Un estudio del National Institute of Health (Instituto Nacional de Salud de Estados Unidos) daba algunas recomendaciones al respecto.

> Determinados pacientes deben ser sometidos a un tratamiento hospitalario independientemente de la gravedad de sus síntomas.

> Se trata de pacientes con antecedentes de síntomas graves de abstinencia, antecedentes de convulsiones por abstinencia o *delirium tremens*, múltiples desintoxicaciones previas, enfermedades psiquiátricas o médicas concomitantes...

Si has experimentado alguno de los síntomas anteriores, deberías plantearte seriamente un tratamiento de desintoxicación controlado médicamente. De lo contrario, sigue adelante. Y si te sientes demasiado incómodo, habla con tu médico.

Algo que puedes hacer que ayuda pero no es imprescindible: toma suplementos dietéticos, especialmente los que contienen vitamina B, diez días antes de tu decisión o tu última bebida alcohólica.

Para consejos dietéticos, consulta el siguiente capítulo. No soy médico ni pretendo dar consejos de este tipo. Aquí me limito a compartir los hechos. Tú decides.

19
Consejos dietéticos

Existe bastante investigación acerca de los beneficios potenciales del uso de suplementos vitamínicos y la importancia de una alimentación sana durante el periodo del mono producido por la retirada del alcohol. Se ha centrado más en las vitaminas del complejo B, aunque todas las vitaminas A, C, D y E también desempeñan un papel importante.

Un análisis de las investigaciones demuestra que las dietas que abusan de los alimentos procesados aumentan el consumo de alcohol. En una prueba con humanos en la cual se limitaba la cantidad de azúcar refinada y se incrementaba la cantidad de carbohidratos complejos, verduras y se eliminaba la cafeína, se observó una reducción de molestias durante el periodo de la retirada del alcohol. Mientras que aún no se tiene muy clara la importancia de la dieta, algunos médicos sugieren que, cuando se deja de beber alcohol, es bueno reducir el consumo de azúcar y comestibles procesados; asimismo se aconseja evitar la cafeína.

Una segunda medida que puedes tomar es asegurarte de que tu dieta incluya una cantidad importante de alimentos ricos en nutrientes, de manera que puedas conseguir todos los que tu cuerpo necesita para funcionar óptimamente, cosa que incluye ayudar a tu hígado y otros procesos de desintoxicación. Desde nuestra perspectiva, la mejor manera de cumplir este objetivo es comer la máxima cantidad posible de verduras frescas (mejor las que tienen un color verde oscuro u otros colores intensos) y alimentos con un elevado contenido de carbohidratos complejos, como, por ejemplo, legumbres, patatas, batatas y cereales. El alcohol merma una amplia gama de nutrientes, entre otros la vitamina B, así que es importante que consigas suficiente a través de tu alimentación.

Muchos adictos al alcohol tienen un déficit de vitamina B, especialmente de vitamina B3. El doctor John Cleary recomienda tomar cada día suplementos que contengan unos 500 mg de niacina. La situación empeora por el hecho de que el abuso del alcohol crea una mayor necesidad de vitaminas B. Es posible que un tratamiento exitoso por deficiencia de vitamina B incluso pueda reducir los síntomas producidos por la retirada del alcohol. Muchos médicos recomiendan unos 100 mg de vitaminas del complejo B al día. Parece ser que la vitamina C ayuda al cuerpo a eliminar el alcohol. Algunos médicos recomiendan entre 1 y 3 g de vitamina C al día.

Debido a las múltiples deficiencias nutricionales asociadas a la adicción al alcohol, la mayoría de las personas que dejan de beber deberían tomar un suplemento multivitamínico-mineral durante al menos algunos meses después de dejar de beber. Está claro que lo ideal es hacerse unos análisis para descubrir las deficiencias. Puede que la persona también necesite hierro.

Pero recuerda no considerar un suplemento vitamínico un sustituto de comer suficientes verduras y frutas, ya que estas son, sin duda, la mejor fuente de vitaminas y otras muchas sustancias necesarias para gozar de una buena salud.

20

¿Cómo ayudar a un ser querido?

Es muy doloroso ver cómo un ser querido se hunde cada vez más en la pesadilla de la adicción al alcohol. Es aún más doloroso cuando esa persona se niega a reconocer que tiene algún tipo de problema, y mucho menos a pensar en dejarlo. Entonces, ¿qué puedes hacer?

Antes de responder, tienes que entender por qué un adicto al alcohol sigue bebiendo, a pesar del daño que le está causando.

La respuesta es, sencillamente, el miedo. Más exactamente, un tira y afloja del miedo.

Por un lado, el miedo a dejar de beber:

- «¿Cómo controlaré mi estrés? ¿Cómo me desconectaré?
- ¡No tendré amigos! ¡Todo el mundo me despreciará!
- ¿Cómo viviré/gestionaré/disfrutaré de mi vida sin mi «anestesia»?
- ¿Cómo disfrutaré de una buena comida (un chuletón) sin mi vino tinto? No será lo mismo.
- ¿Y esos momentos «tomando una cañita, en la terracita tomando el solecito»?

Por otro lado:

- El alcohol está destruyendo mi salud. ¡Me matará!
- ¡Si sigo así lo perderé todo! ¡Me está costando una fortuna!
- ¡Estoy dañando y destruyendo a mi familia!

También existe el miedo a tener que enfrentarse a sentimientos difíciles e incómodos, y el miedo a que «¡nunca me libraré de esto!».

El resultado de todo este miedo es quedarse paralizado, a menudo acompañado de una feroz autocrítica y autodesprecio.

Esta es la situación, ¿qué puedes hacer?

Hay tres enfoques posibles:

1. Cuídate y sal de ahí. Si has intentado hablar y razonar con la persona y se niega a reconocerlo o incluso a cambiar, entonces es bastante razonable decirle algo como: «Te quiero (o no), pero sencillamente no puedo vivir con esto y con el daño que me está causando (y a los niños). Debo ocuparme de mí (y de los niños) y marcharme».
2. Cuídate y quédate. La conversación puede ser así: «Sé que no puedo impedirte que sigas por este camino; es tu vida y tu viaje. Estoy aquí para ti siempre y cuando quieras dejarlo. No haré nada para permitir que bebas, ni para intentar convencerte de que dejes de hacerlo. Es tu camino, tu vida. Si decides dejarlo, estaré aquí para apoyarte. Dicho esto, sé consciente de que no puedo continuar indefinidamente con esto. Mi paciencia tiene un límite».
3. Me quedaré y te intimidaré, te engatusaré, te manipularé, te regañaré, te humillaré, te presionaré. Te obligaré a dejar de beber. En otras palabras, te obligaré a cambiar, quieras cambiar o no.

Esta última postura es muy común y suele estar ligada a una condición conocida como la «codependencia». Si realmente quieres volverte loco/a, probablemente la mejor forma de hacerlo sea intentar cambiar a otra persona (sobre todo si esta persona no ve la necesidad de hacerlo, o no ha expresado ningún deseo de cambiar). Es una locura. Con esta actitud la situación pasará de difícil a imposible, y a menudo lo que suele pasar es que la persona consuma más alcohol, aumentando así el sufrimiento para todos.

Lo más importante en esta situación es cuidar de ti mismo y de tus hijos, si los hay. La adicción al alcohol de un padre o una madre puede causar daños emocionales de por vida a sus hijos.

Puedes proporcionar información de forma neutra pero positiva, centrándote en los aspectos positivos de liberarse de la esclavitud de la adicción al alcohol. No debes forzar, engatusar, ni manipular. Hay un dicho en inglés: «Puedes llevar un caballo al agua, pero no puedes obligarle a que la beba». Esto es muy cierto en este caso.

Recuerda, cuida de ti y de los niños que dependen de ti.

Epílogo
Algo más sobre mi historia

Mis padres eran «alcohólicos», es decir, adictos al alcohol. Mis hermanos y yo éramos bebedores pasivos. Del mismo modo que hay fumadores pasivos —personas que no fuman pero sufren los efectos negativos de estar cerca de fumadores—, los bebedores pasivos sufren las consecuencias de estar cerca de adictos al alcohol, consecuencias mucho peores y mucho más extendidas que las asociadas al consumo de tabaco pasivo; secuelas que contaminan el resto de sus vidas y, a menudo, las vidas de sus hijos y de los hijos de sus hijos.

De niño, mi vida familiar era caótica, llena de drama, incertidumbre, abandono, abusos y violencia. Nunca me cuestioné nada de esto. Me parecía normal, pues no tenía nada con que compararlo. No sabía lo que era vivir en otro tipo de familia. Simplemente, intenté adaptarme. Cuando me hice mayor, me di cuenta de que gran parte del sufrimiento y la infelicidad de mi vida se debían a los traumas que sufrí a manos de unos padres narcisistas y adictos al alcohol. Recuerdo claramente que yo solo quería una «familia normal» (aunque, por supuesto, tal cosa no existe). Llegué a odiar el efecto que el alcohol tenía en mi vida, pero, a los quince años, mi actitud se tornó contradictoria. Por un lado, odiaba el alcohol y el impacto que tenía en mi vida (como bebedor pasivo), pero no quería perderme la «diversión adulta». Como adolescente inseguro, quería, por encima de todo, encajar socialmente. Parecía que el alcohol me había transformado de un adolescente inseguro y ansioso con la lengua trabada en el rey de la pista de baile: divertido, chistoso, atractivo y ligón. Sentía como si hubiera encontrado la solución a todos mis problemas sociales. Había visto lo que el alcohol les hacía a mis padres, pero, equivocadamente, me convencí de que mi experiencia como «bebedor pasivo» me proporcionaría cierta protección; pensé que mi experiencia actuaría como una especie de vacuna que me permitiría ser un bebedor social sin correr el peligro de convertirme en un «alcohólico». Hombre prevenido vale por dos, pensaba. ¡Estaba completamente equivocado!

Consumí mi primera bebida alcohólica en Navidad. Tenía once o doce años cuando mi padre me dijo que probase un vino blanco alemán. Lo bebí, sorbiendo con cuidado. El sabor me pareció repulsivo. Hubiera preferido una Fanta, pero ansiaba la aprobación de mi padre y ser «mayor». A los diecisiete años, una noche de fiesta solía implicar beber de seis a doce pintas de cerveza, y a menudo también algún cubata. Mi objetivo era salir y pasármelo bien, y eso significaba emborracharme.

COMO MUCHOS, CONFUNDÍA ESTAR BORRACHO
Y PASARLO BIEN CON LA FELICIDAD.
SON ESTADOS ABSOLUTAMENTE OPUESTOS.

En muy pocos años había pasado de no gustarme el sabor a no poder imaginarme una noche de fiesta sin emborracharme. Cualquier excusa era buena: sábado noche, miércoles noche; para consolarme, para una celebración; entre semana o los fines de semana. El hecho era que casi cualquier acontecimiento o no-acontecimiento de mi vida me daba una buena excusa para beber. No me consideraba un bebedor con problemas, aunque bebía casi todos los días. Simplemente bebía lo mismo que el resto de mis amigos, que eran bebedores «normales»: más que algunos, pero no tanto como otros. No tenía amigos no bebedores.

Me fui de casa con sentimientos contradictorios y me alisté en la marina mercante a los dieciséis años. Fui aprendiz de navegación, y allí me formé durante unos tres años y medio. Pasé luego a trabajar como oficial de navegación. En aquella época, la cultura de «alta mar» era definitivamente masculina, cosas de machos «de pelo en pecho». No había tripulación femenina. La única mujer a bordo era la esposa de un compañero oficial que se pasaba por allí de vez en cuando. Beber en exceso formaba parte del día a día. Me encantaban las historias de legendarias y heroicas hazañas con la bebida, las escandalosas aventuras vividas bajo los efectos del alcohol. Muchos de mis compañeros, independientemente de su cargo, intentaban en algún momento dejar la bebida, abstenerse durante un tiempo, una semana o un mes. Muchos eran incapaces de cumplir su objetivo inicial. La única zona social en la mayoría de los barcos era el bar. A bordo, el alcohol estaba libre de impuestos, por lo que su precio era mucho más económico que en tierra. Muchos evitábamos el bar cuando estábamos en el momento de abstinencia para no caer en la tentación. En varias ocasiones, conseguí no beber durante una semana o más; así me demostraba a mí mismo que (como muchos de mis compañeros) yo no tenía un «problema» con el alcohol. Esta lógica retorcida me permitió justificar mi forma de beber durante muchos años.

En aquel momento, no me daba cuenta de que no controlaba lo que bebía. De hecho, intentaba recuperar el control de lo que bebía constantemente. Cuando controlas del todo algún aspecto de tu vida, no sientes ninguna necesidad de demostrar que lo controlas, porque es que ya lo tienes controlado. Por ejemplo, ninguno de mis compañeros de barco intentó jamás no comer plátanos o salchichas durante una semana o un mes. A partir de los diecisiete años, aproximadamente, el deseo de beber siempre me acompañaba, más o menos, como un constante ruido de fondo. En aquella época no era consciente de que el alcohol causase ningún tipo de distorsión o daño en mi vida (aunque, mirando atrás, es evidente que sí lo hacía). Me consideraba un «bebedor normal». Y tampoco entonces tenía otra vida con la que compararla. No sentía que bebiese más que mis compañeros y amigos. (Bebía menos que algunos, pero más que otros). En aquel momento, sentía que mi deseo de beber alcohol era lo bastante fuerte como para llamarlo antojo. Y lo que estaba claro es que me apetecía tomarme varias cervezas al final del día. La mayoría de las noches me iba a mi litera, si no borracho, sí algo enchispado. Cuando no estaba en uno de mis momentos de abstinencia, rara vez perdía la oportunidad de beber. En definitiva, bebía siempre que podía. Si salía por la noche, nunca me preguntaba si me apetecería beber o no. Beber alcohol era algo así como mi «configuración por defecto». Bebía a no ser que tuviese una buena razón para no hacerlo. Incluso había veces en que, a pesar de tener buenas e importantes razones para no beber, me fallaba la disciplina y bebía de todos modos, en ocasiones teniendo que asumir consecuencias desagradables. Así pues, ¿tenía realmente el control? Hoy en día, la fuerza de voluntad que necesito para no beber es cero, ninguna. Una persona solo controla realmente la cantidad de alcohol que bebe cuando no tiene que ejercer ningún control.

Un ejemplo: a mí me encanta comer mangos maduros, pero me encantan cuando los estoy comiendo; no me siento ansioso en una situación social en la que no hay mangos disponibles. Puedo relajarme perfectamente si no hay ni un solo mango por ahí. Jamás he sentido la necesidad de abstenerme de comer mangos durante un mes para demostrar que controlo su consumo. No evitaría un lugar simplemente porque no hubiera mangos; jamás he pensado que las personas que no comen mangos sean aburridas o extrañas. Nunca he sentido la necesidad de menospreciarlas. Me encanta comer un mango maduro, pero no pasa nada si no lo puedo hacer.

Empecé a trabajar con adicciones al alcohol y otras drogas en respuesta a las peticiones de mis clientes. Sentí que mi propia historia, primero como bebedor pasivo, luego como adicto al alcohol y más tarde como alguien que se independizó y se liberó de la esclavitud de la adicción, me proporcionaba una visión completa respecto al problema.

Si tienes algún comentario o necesitas alguna aclaración sobre cualquier aspecto de este libro, puedes ponerte en contacto conmigo en la siguiente dirección de correo electrónico: geoffrey@esfacilsisabescomo.com

Confío en que te hayas independizado del alcohol. Si te interesa profundizar más, puedes suscribirte a la HORA CERO CERO, un webinar semanal donde aclararé dudas y enseñaré herramientas efectivas de resiliencia emocional para ayudarte a redirigir tu vida...

Está también a tu disposición el programa Es fácil dejar el alcohol... ¡si sabes cómo!, estancia de cuatro días en Finca Las Bardas (Cantabria-España) con preparación y formación continuada online. Consiste en empoderar a la persona para que siga sin beber o deje de hacerlo de forma rápida, sin sufrir y sin sentido de sacrificio. Además, transmitir las percepciones, actitudes y prácticas necesarias para ayudarle a gestionar mejor el estrés y la ansiedad y vivir más cómodamente con sus pensamientos, sentimientos y emociones.

Otros programas

- **¡Socorro: no puedo parar de pensar!:** estancia de tres días para aprender herramientas efectivas de resiliencia emocional.
- **Food reset:** alimentación consciente y cocina creativa.
- **Es fácil dejar de fumar... ¡si sabes cómo!:** taller presencial u online para las personas que asocian el fumar/vapear con el es-

trés y la ansiedad; se puede combinar con el retiro de tres días ¡Socorro: no puedo parar de pensar!

Si quieres liberarte de otra adicción, multiadicción o adicción a algún comportamiento, escríbenos:

www.esfacilsisabescomo.com
Móvil/WhatsApp: 655 882 160
Email: info@esfacilsisabescomo.com

Agradecimientos

La redacción, edición y publicación de este libro ha sido posible gracias al esfuerzo y el apoyo de muchas personas. Nada existe independientemente de las demás cosas. Todo en el mundo físico existe en relación con todo lo demás. Las cosas surgen cuando se dan las condiciones adecuadas. Si tuviera que enumerar a todas las personas y todos los acontecimientos que condujeron a este libro, sería una historia en sí misma. Haga lo que haga, inevitablemente alguien quedará fuera.

En primer lugar, mi más sincero agradecimiento a mi editora, Silvia López, por sus ideas, sugerencias y su confianza inquebrantable en el proyecto. Silvia, ¡has cambiado más vidas de las que crees! Estoy profundamente agradecido a mi pareja Rhea de más formas de las que puedo contar. Ha sido una fuente constante de amor, cariño y apoyo durante los últimos treinta y cuatro años. Ha sido mi compañera inseparable, la que ha estado a mi lado en mi viaje desde un oscuro lugar de adicción hasta la luz en la que vivo actualmente. ¡Somos un equipo! Te quiero, gracias. Gracias también a las demás personas que participaron en la revisión del libro: Ishtar, Xavier y Mireya.

Gracias a todos los maestros de mi vida y de meditación, Tsyokni Rinpopche (entre otros). También a aquellos que pudieron ver en mí cosas que yo no podía ver en mí mismo, por su compasión e inmenso cariño, Peter Scahill, la hermana Patricia y la señorita Spence.

Y, por último, gracias a ti, lector. Espero que encuentres en este libro aquello que buscas.

Finca Las Bardas, Cóo, Cantabria. 19 de marzo de 2024